青春文庫

股関節1分ダイエット

★体重13キロ減 ★ウエスト13cm減 ★お尻の高さ10cmアップ

南 雅子

青春出版社

体重が減るだけじゃありません。
たった1分で、骨格も変わるんです！ ――はじめに

ダイエットに成功しても、必ずリバウンドしてしまうという人。下半身、腰回り、ウエスト……やせたいところがちっともやせないと、すっかりあきらめ顔の人、きっと多いはずですね。

「股関節《こかんせつ》ダイエット」は、そんな人にうれしい効果をもたらしてくれます。

なぜって、

「もう二度と太らない！」エクササイズだからです。

「メリハリのあるボディラインをつくる！」エクササイズだからです。

しかも、1日たった1分つづけるだけ。

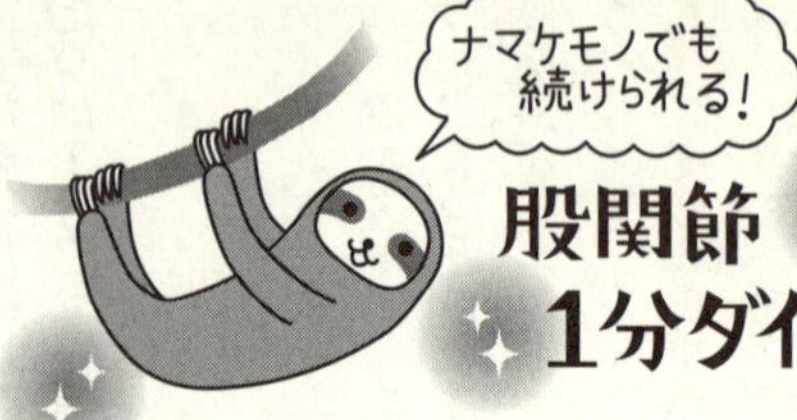

股関節
1分ダイエット

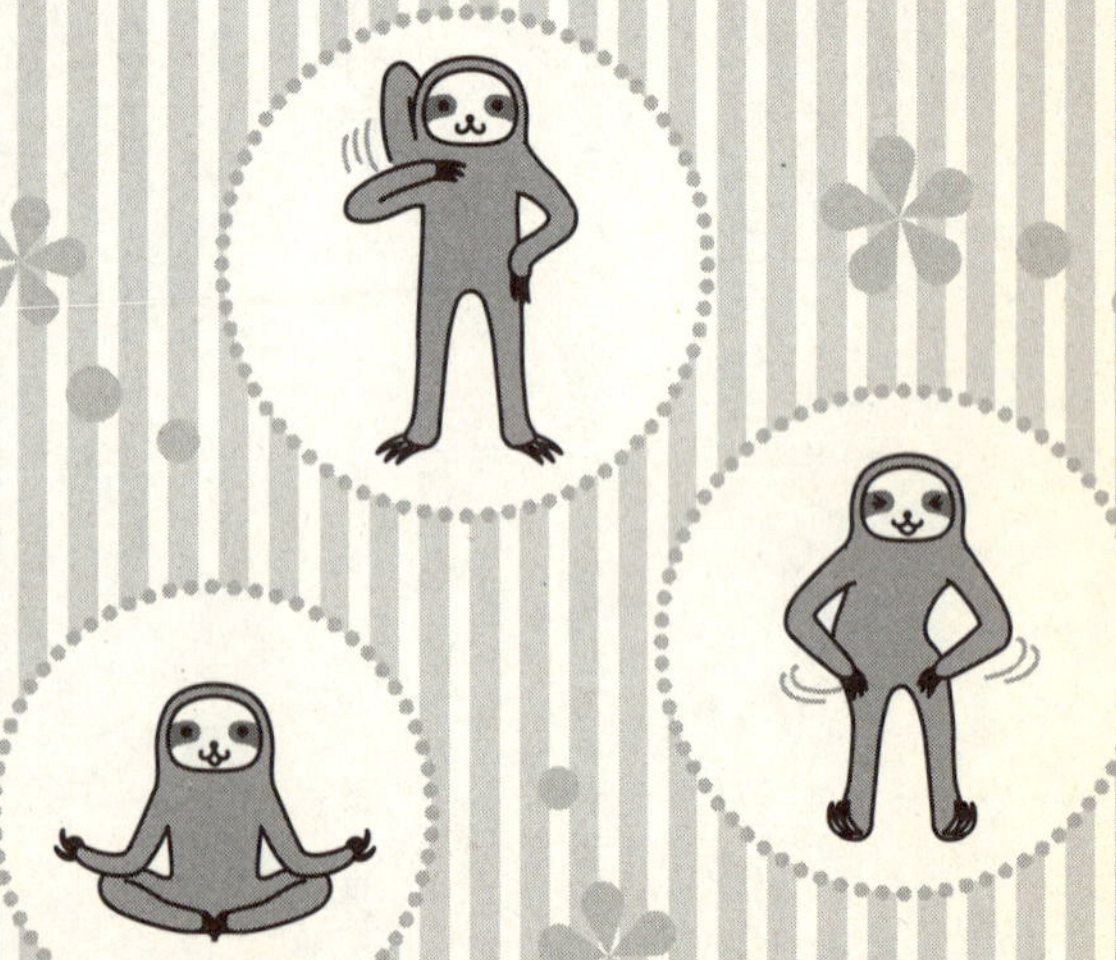

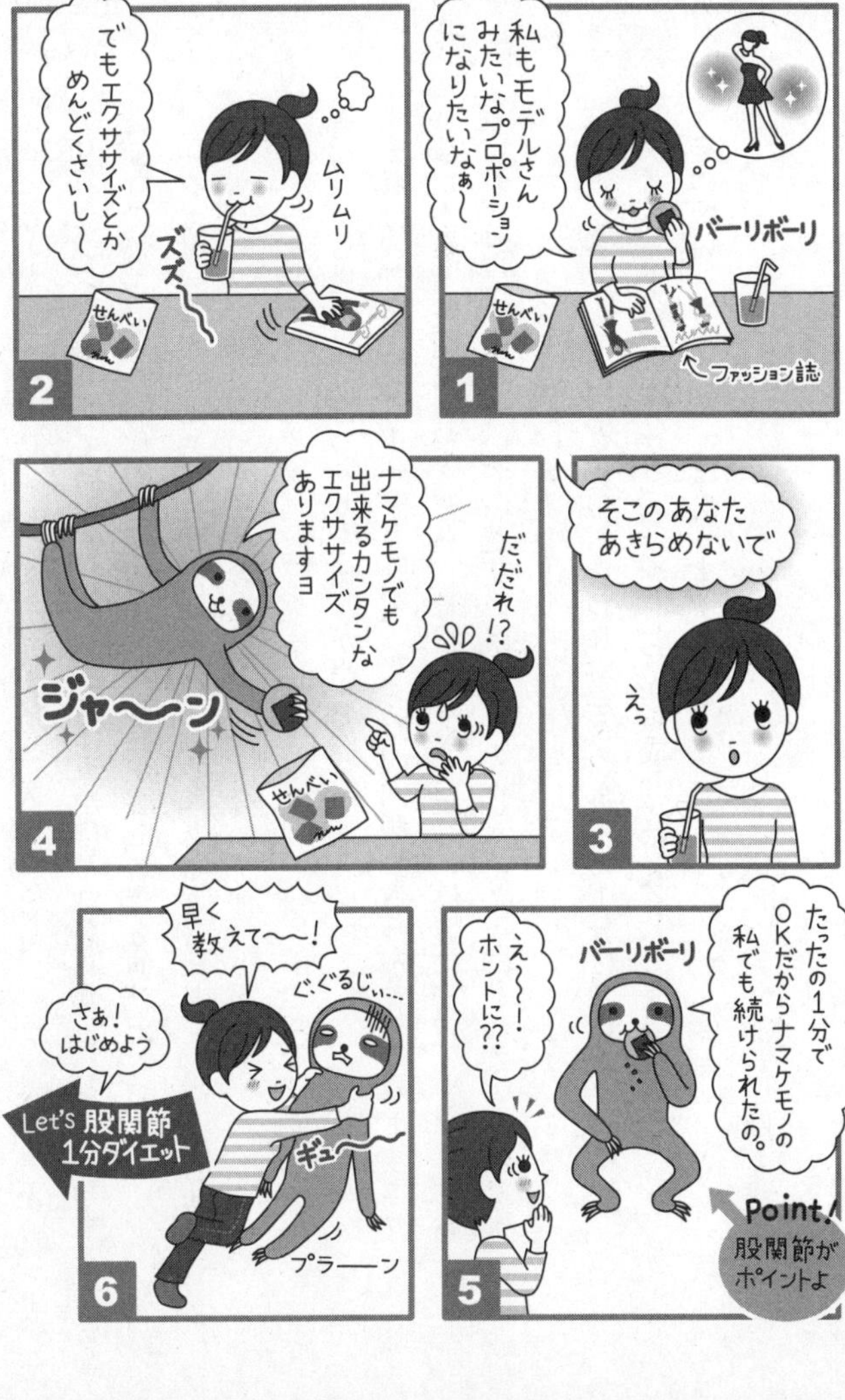
1
私もモデルさんみたいなプロポーションになりたいなぁ〜
バーリボーリ
せんべい
ファッション誌
2
でもエクササイズとかめんどくさいし〜
ムリムリ
ズズ〜
せんべい
3
そこのあなたあきらめないで
えっ
4
ナマケモノでも出来るカンタンなエクササイズありますヨ
だ、だれ!?
ジャ〜〜ン
せんべい
5
たったの1分でOKだから私でも続けられたの。
バーリボーリ
え〜〜!ホントに??
Point!
股関節がポイントよ
6
早く教えて〜〜!
ぐ、ぐるじい…
さぁ!はじめよう
Let's 股関節1分ダイエット
ギュ〜
プラ〜〜ン

リバウンドばかりしていた20代の女性は体重が13キロも減りました。

猫背で悩んでいた50代の女性、なんと身長が2センチも伸びたのです。

エクササイズをはじめてたった1週間で、ウエストが10センチ、アンダーバストが5センチ細くなった30代の女性もいます。


「なぜ、こんなに〝ほっそり数値〟が出るの?」


それは、「股関節ダイエット」が、からだの内側をきちんと整えるダイエット法だから。股関節を整えると、骨盤《こつばん》や背骨が正しい位置に安定します。すると、からだにへばりついていたぜい肉が、おもしろいようにとれていくのです。

ナマケモノさんでも、大丈夫!

日1日と、からだに変化があらわれるから、毎日の1分に希望がいっぱい。

ダイエットは、〝楽しく〟〝充実〟しながら成し遂げられてこそ、幸せ。

その願い、もう、夢ではありませんよ!

南 雅子

股関節1分ダイエット

★体重13キロ減
★ウエスト13㎝減
★お尻の高さ10㎝アップ

目次

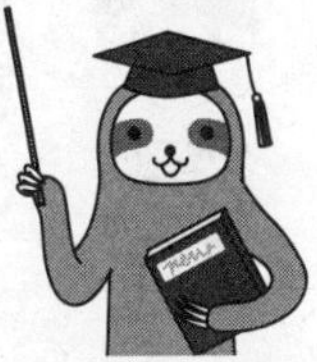

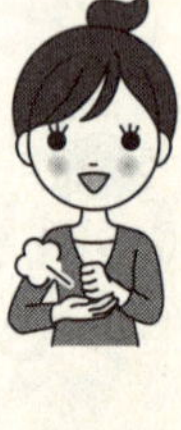

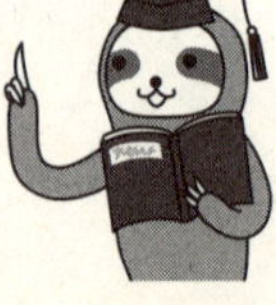

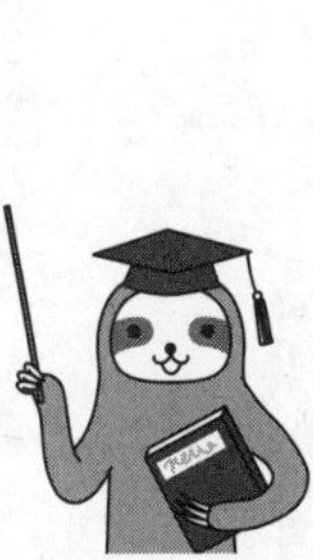

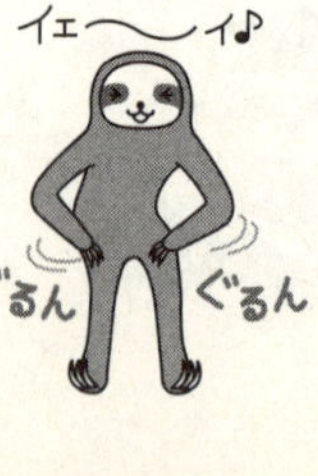
イェ〜〜イ♪
ぐるん
ぐるん

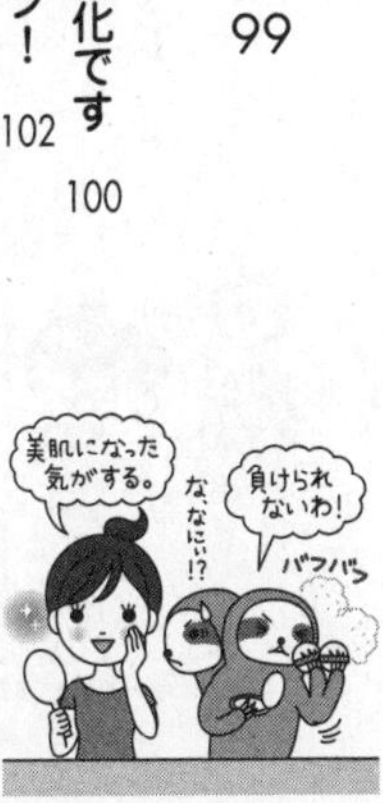
美肌になった気がする。
な、なにぃ!?
負けられないわ！
パフパフ

Part 7

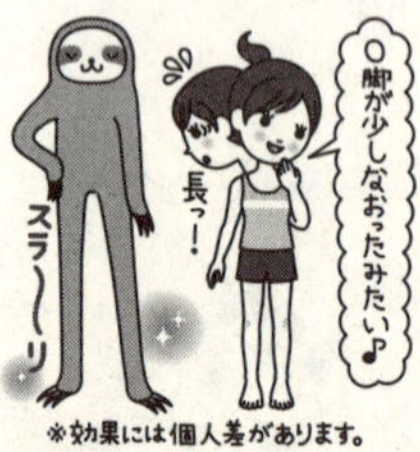

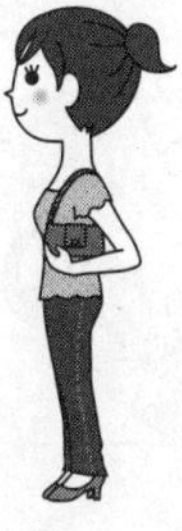

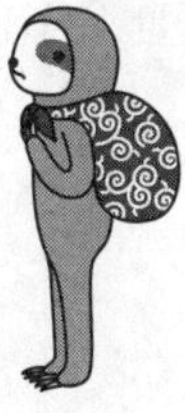
ワタシいつも
ふろしきなんだけど…
こうでいいのかしら？

カバーイラスト★あいかわももこ　編集協力★コアワークス
本文イラスト★ひぐちともみ／池田須香子／飯山和哉
本文デザイン・DTP★ハッシィ

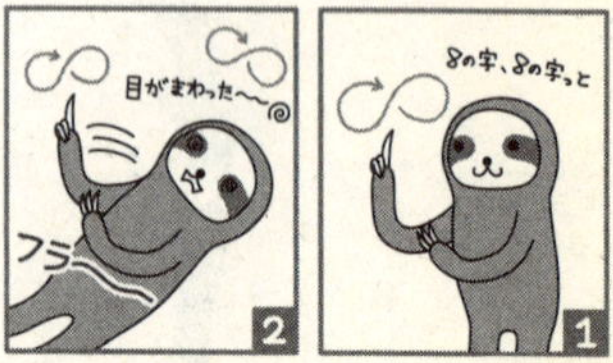

Part 1

脚が長くなる！ ウエストがくびれる！ 「股関節ダイエット」で あなたに奇跡が起こる

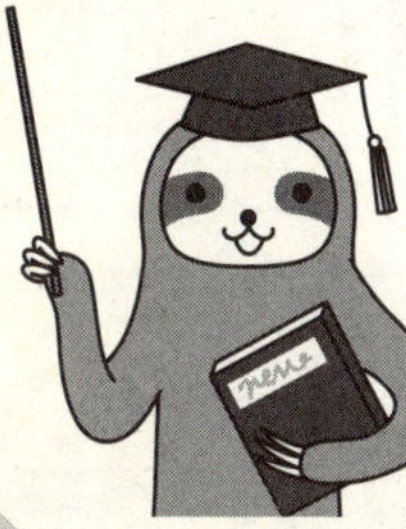

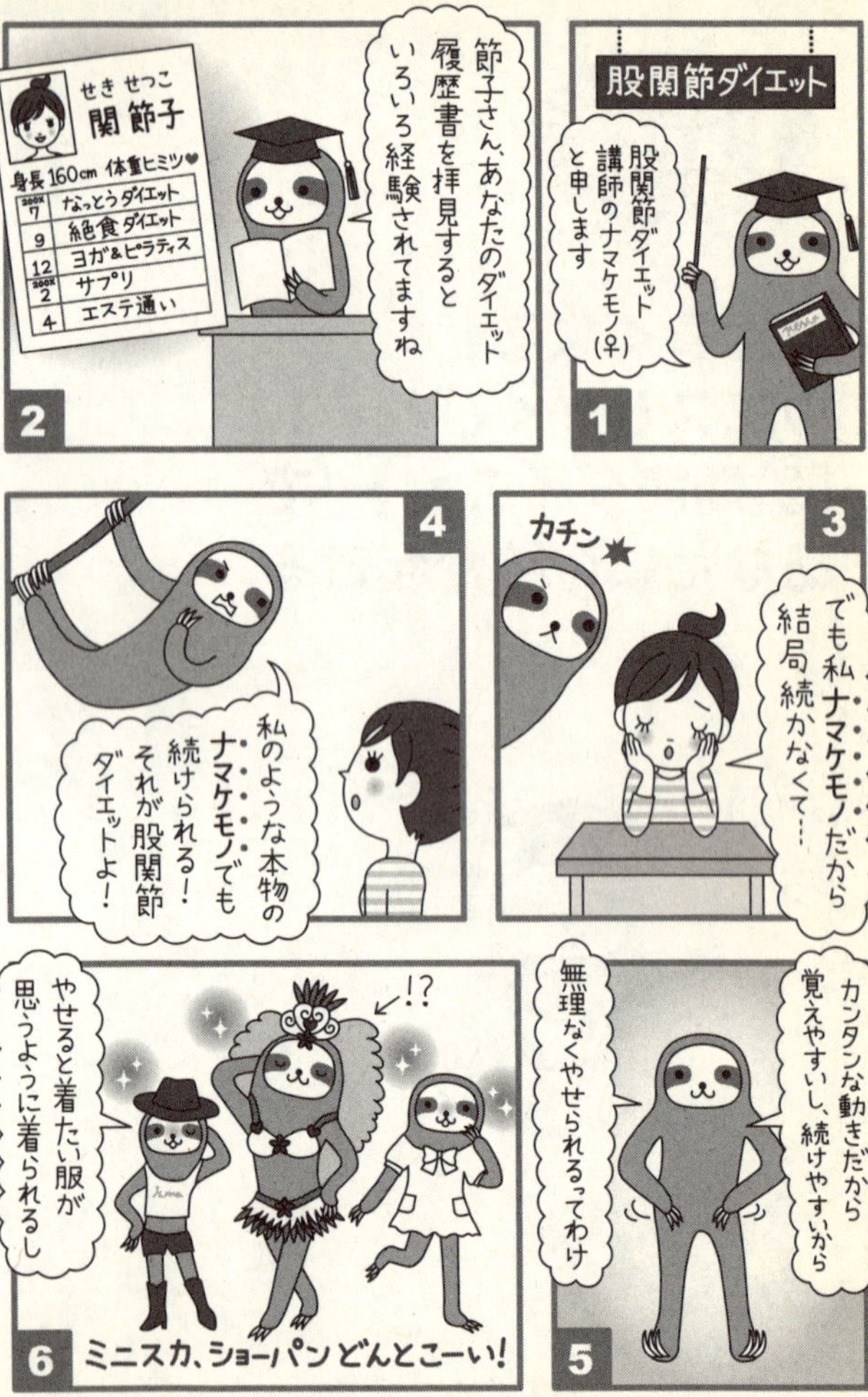
股関節ダイエット
股関節ダイエット講師のナマケモノ(♀)と申します

節子さん、あなたのダイエット履歴書を拝見するといろいろ経験されてますね

関節子《せきせつこ》
身長160cm 体重ヒミツ♥
200X 7 なっとうダイエット
9 絶食ダイエット
12 ヨガ&ピラティス
200X 2 サプリ
4 エステ通い

でも私ナマケモノだから結局続かなくて……

カチン

私のような本物のナマケモノでも続けられる! それが股関節ダイエットよ!
カンタンな動きだから覚えやすいし、続けやすいから
無理なくやせられるってわけ
!?
やせると着たい服が思うように着られるし
ミニスカ、ショーパンどんとこーい!

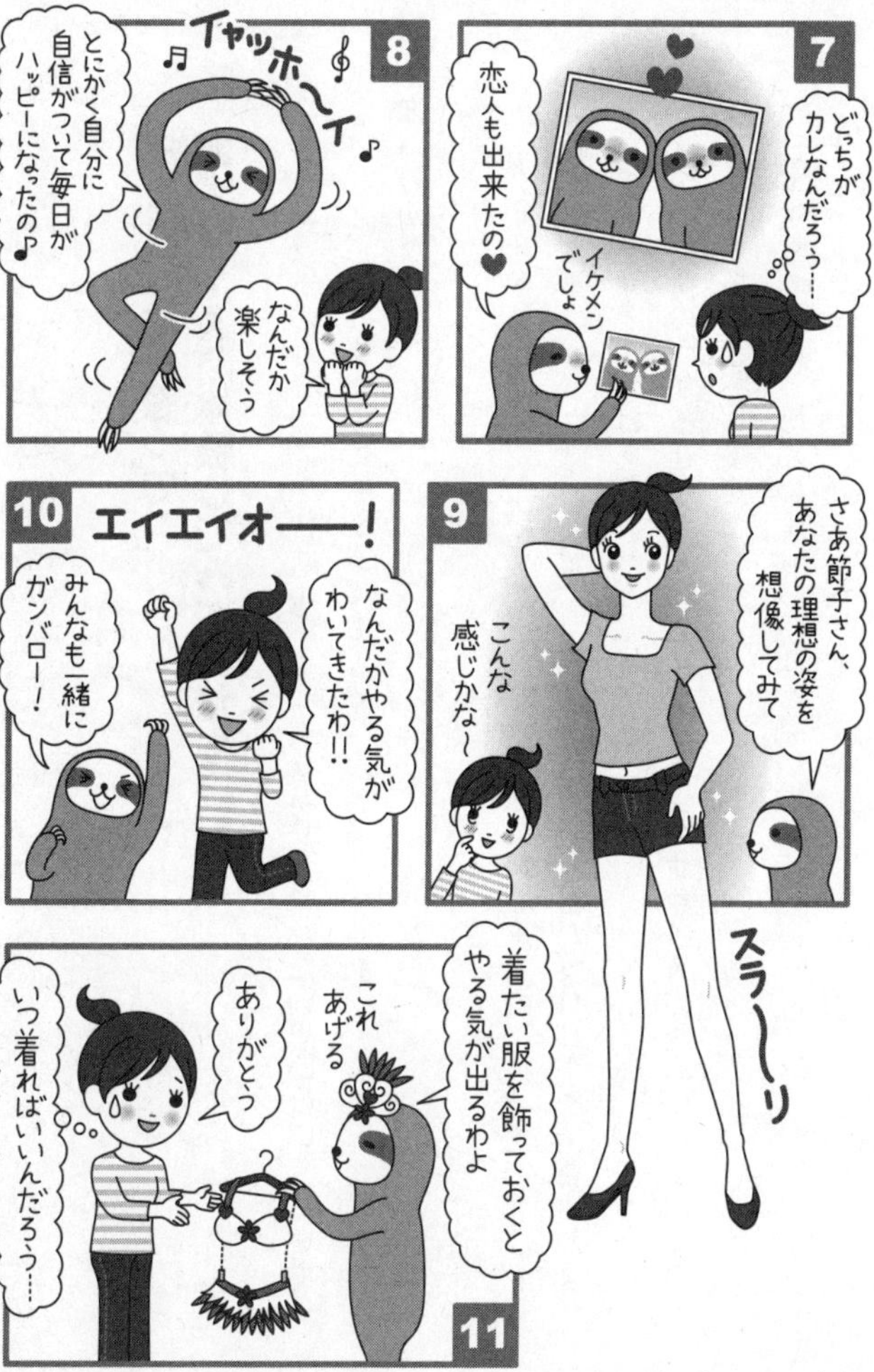
7
どっちがカレなんだろう……
恋人も出来たの♥
イケメンでしょ
8
イヤッホ〜イ
とにかく自分に自信がついて毎日がハッピーになったの♪
なんだか楽しそう
9
さあ節子さん、あなたの理想の姿を想像してみて
こんな感じかな〜
スラ〜〜リ
10
エイエイオー——!
なんだかやる気がわいてきたわ!!
みんなも一緒にガンバロー!
11
着たい服を飾っておくとやる気が出るわよ
これあげる
ありがとう
いつ着ればいいんだろう……

だまされたと思って
まずは1週間体験してみてください

「ダイエットのためのエクササイズ？　ムリムリ。やせたい思いはいっぱいあるけれど、これまでなにをやっても、いつだって途中挫折。わたしって飽きっぽいのかな～」

　エクササイズと聞いただけで、尻り込みをしているあなた、大丈夫ですよ。「股関節ダイエット」は、汗をたっぷりかいて摂取したカロリーを消費するようなエクササイズではありません。

　きつい負荷のかかる運動でもありません。エクササイズのためにたっぷりの時間をさく必要もありません。

　日常生活の中に、ほんの1分の時間を見つけてください。

太もも………マイナス４・５センチ
下腹…………マイナス９センチ
ふくらはぎ…マイナス１センチ
脚の長さ……プラス２センチ

この数字、じつはたった1週間「股関節ダイエット」をつづけた結果。

「えっ、こんなに？ 不可能じゃないの？ こんなに劇的にスリムになるなんて……」

いいえ。わたしのサロンに通ってきていただいている方には、きわめてあたり前のように出てきている数字なのですよ。

ほとんどの人がたった1回体験しただけで、太もも1センチは細くなります。

なぜ、こんなミラクルのような数字が実現するのか。不思議でしょ？

でも、そう感じるのは、ごくごく自然なこと。指導するわたし自身が、このダイエット法にいきついたときは、みなさんと同じ思いだったのですから。

〝骨〟と〝関節〟を整えるのが最短・最強のダイエット法です

先ほどご紹介した〝数字〟をみて、何か気づくことはありませんか?

「腰から下の数値がならんでいるよね……」

そう、「股関節ダイエット」は下半身からやせはじめるのが特徴なのです。

人のからだでいちばん重要なのは、下半身です。トップに頭をのせ、からだの重要な部分がいっぱいにつまった重〜い上半身を支えているのは、2本の脚。

上半身の〝重量〟がすべて2本の脚に支えられています。

2本の脚は、いうならば人のからだの土台。その脚と上半身をつないでいるのが「股関節」です。

さて、ここで質問です。

あなたがダイエットを決意して、最初におこなうのはどんな方法?

股関節は
こうなっています！

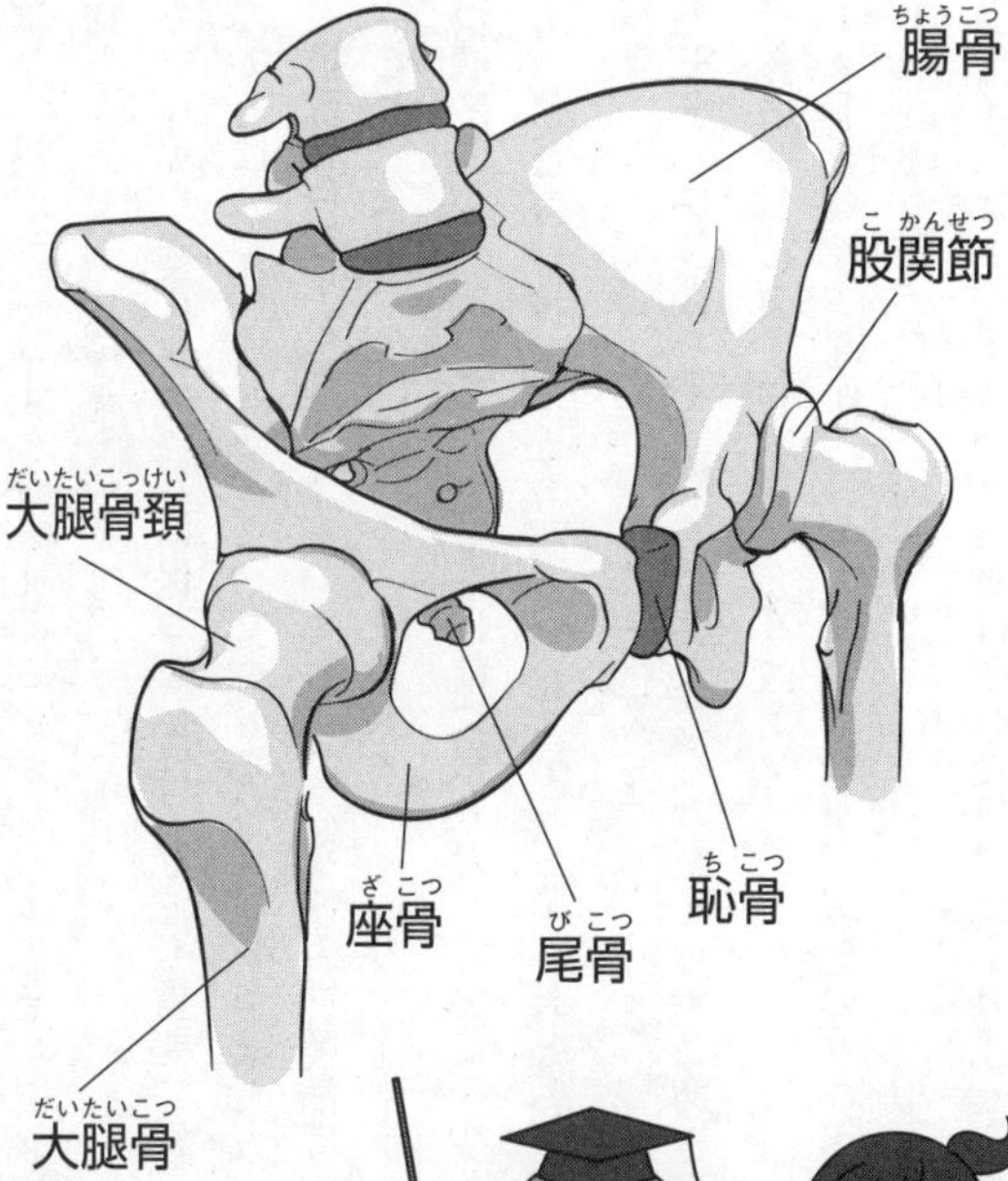

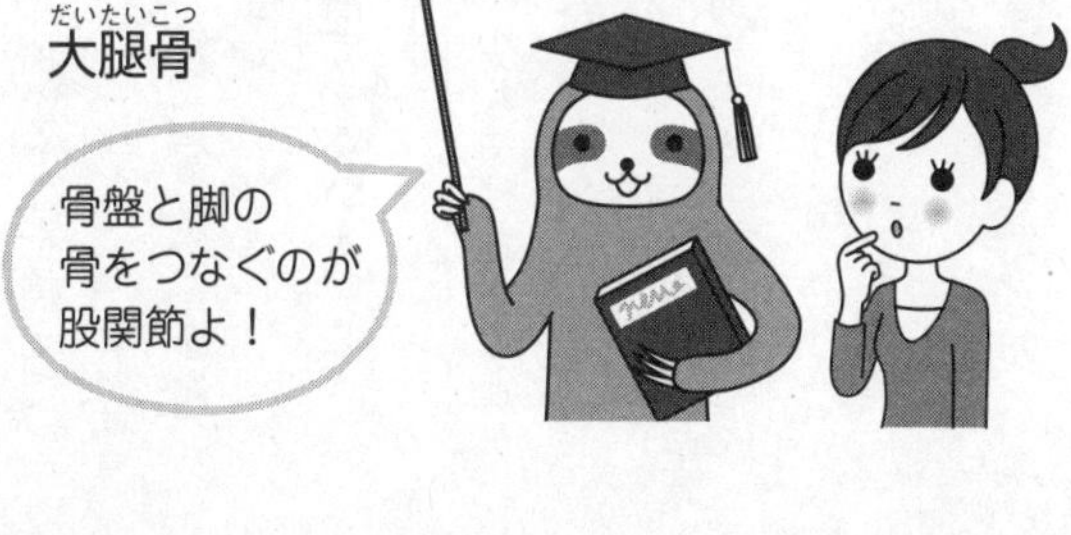

「やっぱり、摂取カロリーを押さえることかな。大好きな甘～いものを控えて、炭水化物も控えて、夜は水も控えて……」

摂取カロリーを適正なレベルに保つことは、とても重要。好きなものをなんでもかんでも口の中に放り込んでいてやせるはずはありません。

でも、摂取カロリーを押さえていても、こんな悩みを解消できない人、じつに多いのです。

「お尻が横に広がっていて、太ももは前に張りだしていて。少しやせたかなと思っても、ここだけはしっかり張りっぱなし。それに体重は落ちたとしても、体型は変わらないまま……」

この現実を「DNAで受け継いだ生来のものだから」とあきらめているとしたら、その考えは、きっぱり捨ててください。

ダイエットを〝骨と関節〟で考える。これが、理想のプロポーションを獲得する最短、最強の方法です。

股関節ダイエットのすごいところはそれだけではありません。

ウエスト………マイナス9・5センチ
アンダーバスト…マイナス4・1センチ

この数値も、股関節ダイエットをはじめて1週間のもの。

いかがですか？ やせるのは〝下半身〟だけではありません。

股関節から下半身を整えると、必然的に上半身の骨までが整ってきます。

股関節ダイエットでウエストやアンダーバストに変化があらわれるのはそのため。ムリなく、上半身についてしまっていたムダなお肉がとれてくるのです。

3人のお子さんがいる40代の方も、体重13キロ減！ ウエスト13cm減！

ダイエットの過程でいちばん悲しいのは、リバウンドしてしまったとき。

「いままでの苦労って、なんだったの……」

喜び勇んで買い込んだ2サイズダウンの洋服が、日1日ときつくなっていって、結局、ダイエット前に着ていた洋服をタンスの中から引っ張り出して着なければならないとしたら、ほんとに悲しいですよね。

こんな経験をしていると、きっとこんなふうに思うはず。

「何をやったって、どうせまたリバウンドで悲しむんだわ……」

すっかり、ダイエット意欲もしぼんでしまうというわけです。

もちろん、そんな人にも「股関節ダイエット」は朗報をもたらします。

体重68キロ→55キロ＝マイナス13キロ
ウエスト78センチ→65センチ＝マイナス13センチ
アンダーバスト82センチ→70センチ＝マイナス12センチ

これは、3人もお子さんがいる40代の方の例です。40代といえば、若いころとは違って、一度ついてしまったお肉がなかなかとれない。

ダイエットをしても「やせにくくなったわ……」と感じはじめる年代です。女性なら誰もが、はりのあるバストにくびれたウエスト、キュッと上がったヒップラインを、いくつになっても維持していたいと思うもの。

だったら、股関節ダイエットをやるっきゃない！

ボディラインがくずれる原因は下半身にあります。下半身をしっかり整えれば、その上に乗っている骨盤、背骨や首のラインもスーッと上へと伸びます。

このラインがくずれていたから、ムダなお肉がからだ中にたっぷりついてしまっていたのです。年齢は関係なし。いくつになったって、理想のボディラインは「股関節」でつくりあげることができるのです。

彼氏ができた！ 仕事のやる気がUP！ 美しい骨格が幸せを呼び込む

からだにムダなものがついて重くなると、気持ちまで重くなります。

うつむきがちで足取りも重くなる。ファッションへの関心も徐々に薄れ、人からどう見られているかなんて気配りも失せて、「どうせ、おしゃれしたって……」と開き直ってみたりもする。

みなさんはそのことをよく知っているはずですね。

ムリなダイエットがつづかないことも重々ご承知。ストレスばかりがたまって、ますます気持ちは重くなる。だからといって、エステやジムに通ってばかりもいられない……。

だから、こう思うのですよね。

「ダイエットをはじめたら、すぐにでも結果を出したい！」

股関節ダイエットは、そんな女性のためのダイエットです。

毎日1分、股関節ダイエットをするだけでボディラインが美しくなっていきます。変化はボディラインだけではありません。

ボディラインに変化があらわれはじめると、不思議と心が元気になります。からだが軽くなり、疲れにくくなります。おっくうだな～と思っていたことにも、積極的に取り組めるようになります。

それを実感できるからこそ、毎日の1分も楽しくなるのです。

わたしはこの方の話をぜひしたいと思います。

その人は60歳代。ふつうなら老後を考えて、少し先の〝終い支度〟を考える年代です。でも、この人はその流れにいともさりげなく逆行してしまったのです。

股関節ダイエットをはじめてみるみるうちに美しいボディラインを手に入れてしまったその人は、専門家のわたしから見ても、とてもその年代とは思えないボディラインです。

彼女はいつも生き生きしていました。ボディラインがくっきりと出るファッションもいとわない。いえ、むしろ、それを楽しんでいるようでした。その結果は？

彼女はなんと、30歳年下の男性からプロポーズを受けたのです。

しなやかで、美しいボディラインは自信を生みます。少しやせたとき、鏡を見る時間が長くなりますよね。さらなる変化が実感できると、鏡の前にいる時間はもっと長くなるのではありませんか？


「洋服選びがとっても楽しくて、ついつい買いすぎてしまうんです」

「友人に誘われて、はじめて合コンを体験。楽しかったな〜」

「笑顔が最高ねって、思ってもみなかったほめ言葉がうれしかった」

「最近、仕事に集中できるようになって、やる気も満々です」

「少しヘンかもしれないけど、掃除をするのがとても楽しくなったんです。からだが軽くなって動きが自由になったからかしら？」


キレイになった実感。それを実現させたのはあなた。この自信こそが、心を前向きに押し出してくれる原動力です。

仕事に、恋愛に、そして人生に。たった1分から生まれる「キレイ」と「自信」を生かしましょう。

Part 2

なぜ、股関節ダイエットだと、下半身からぐんぐんヤセていくのか？

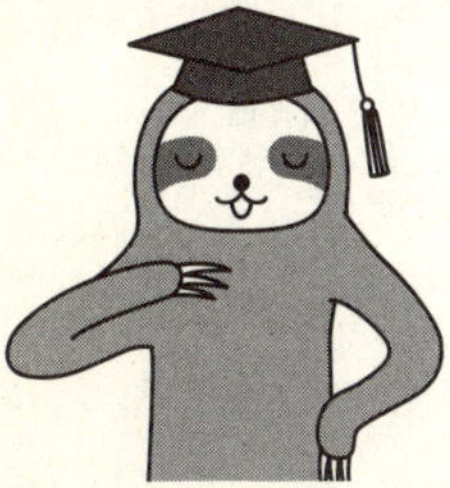

「股関節」のゆがみが体をゆがませる

「あら、太ももがこんなにすっきりしちゃってる!」

「いつのまにか、張り出ていたふくらはぎがここまでスリムになってるわ!」

股関節ダイエットがあなたにもたらす、驚きのうれしい変化。ずっと悩みのタネだった下半身太りの体型が、みるみる解消していく秘密はいったいどこにあるのでしょう。

股関節を正しく調整する。キーポイントはそこです。股関節というと、「硬い」「やわらかい」ということしか意識したことがないかもしれません。でも、股関節でいちばん問題にしなければいけないのは、じつは「歪み」なのです。

わたしたちの股関節は誤った生活習慣や間違った運動をつづけることで歪んでしまっています。歪んだ股関節は骨盤の歪みの原因になり、さらには全身の骨格を歪ませるという、悪循環を引き起こすのです。

骨格が歪んでいると、からだ全体のバランスがくずれ、そのくずれたバランスをとるために、つかなくてもいいところに余分な硬い肉がつくことになります。その典型がヒップや脚が「たくましくなる」下半身太りですね。歪んで硬くなると、血液やリンパも流れにくくなります。

ですから、歪んだ股関節を正しく整えたら、効果は下半身からあらわれます。そう、脚もヒップもすっきりして、下半身太りが解消されるのです。

上半身と下半身のバランスをとる重要な場所が股関節

股関節のもっとも大切な役割って何だか知っていますか？

わたしたちは上半身を2本の脚で支えていますが、その両者をつなぎ、上半身の重みと脚の力のバランスをとっているのが股関節なのです。

股関節に歪みがなく正しく整っていれば、2本の脚の力が股関節から背骨、首、頭へと伝わり、しっかりと上半身を支えてくれます。

ところが、股関節に歪みやズレがあると、力がうまく伝わらないため、頭の重み（なんと3キロもあります！）が不自然に首や背骨にかかって、骨格のバランスがくずれ、からだ全体が歪んでしまうのです。

猫背や首が縮んで前傾姿勢になっているのは「股関節の歪み⇩からだの歪み」が起きている証拠。股関節を整えることで、背骨も首もすっきり伸び、美しいからだ全体のラインが実現するのです。

頭から首、背骨、骨盤、そして両脚までのラインを、わたしはコンパスにたとえて「コンパスライン」と呼んでいます。

円を描くときに使うコンパスを思い浮かべてください。コンパスの、指でつまむ部分が頭、そこから真っすぐ伸びた軸が背骨です。軸から2本に分かれる部分が両脚、軸と脚をつなぐちょうつがいにあたるところは骨盤。そして、その骨盤を安定した状態に支える役目を担っているのが股関節です。

コンパスラインと股関節

☆正しいコンパスラインだと…

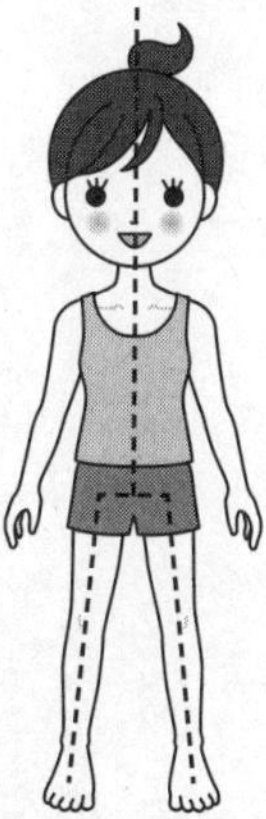

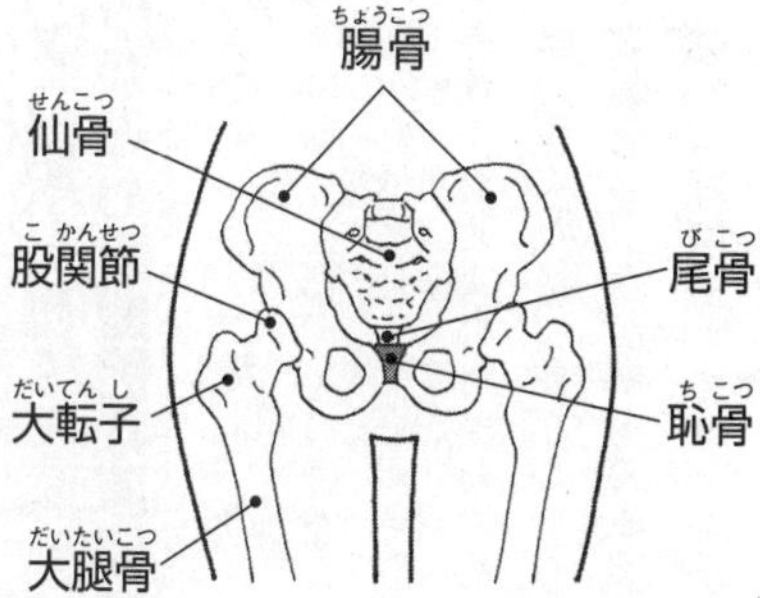

☆股関節が歪むと…

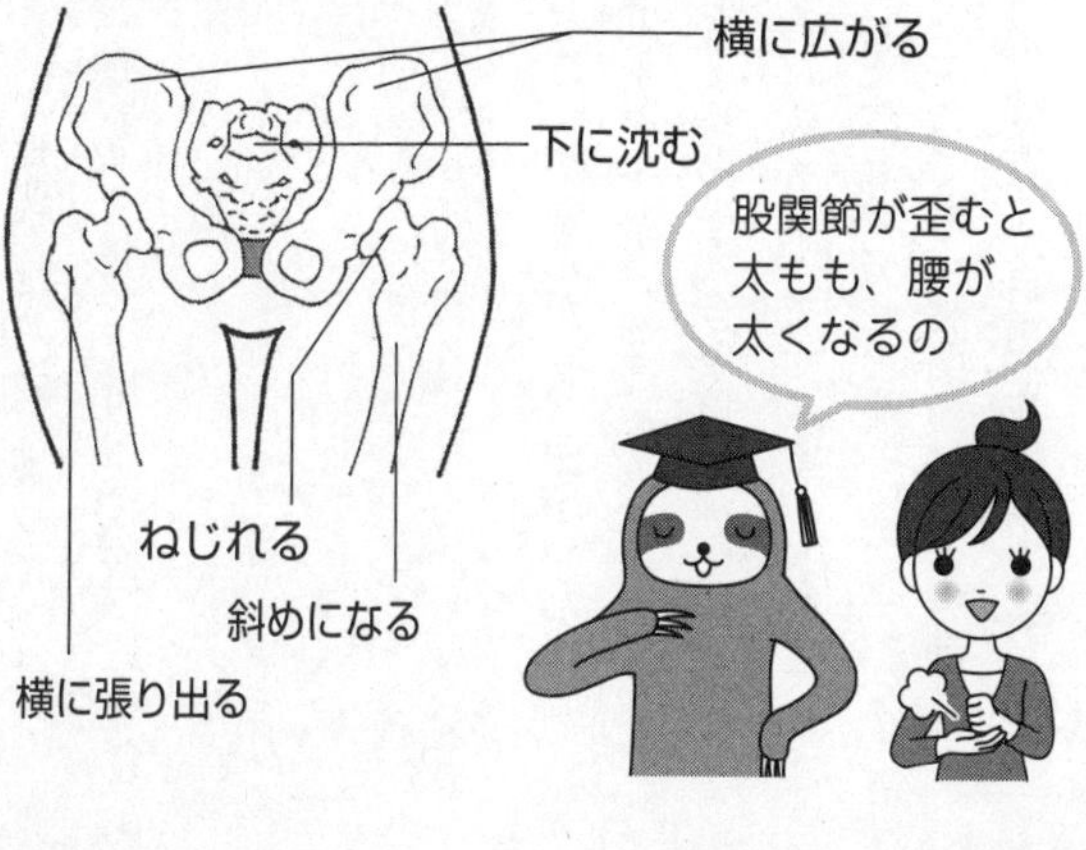

どこにも歪みがなくバランスがとれて、きれいに伸びたコンパスラインは、理想的な体型ですが、それは股関節を正しい状態に保つことで生まれます。つまり、カギを握っているのが股関節なのです。

O脚、XO脚、X脚…脚のゆがみも股関節が原因です

脚が太いと悩んでいる人は、たいてい脚のどこかが歪んだり、曲がったりしています。O脚、X脚、XO脚などがその代表例ですが、脚に歪みがあると、上半身の重みをバランスよく支えることができません。大きな負荷がかかってしまい、それを支えようとするため、脚がさらに太くなっていくわけです。

では、脚が歪んだり、曲がったりする原因はどこにあるのでしょう。

じつは股関節の歪みが根本の原因になっているのです。股関節はどの方向にも自由に動く「球関節」です。その股関節に歪みがなく自由に動いていれば、

股関節で脚の形がこんなに変わる！

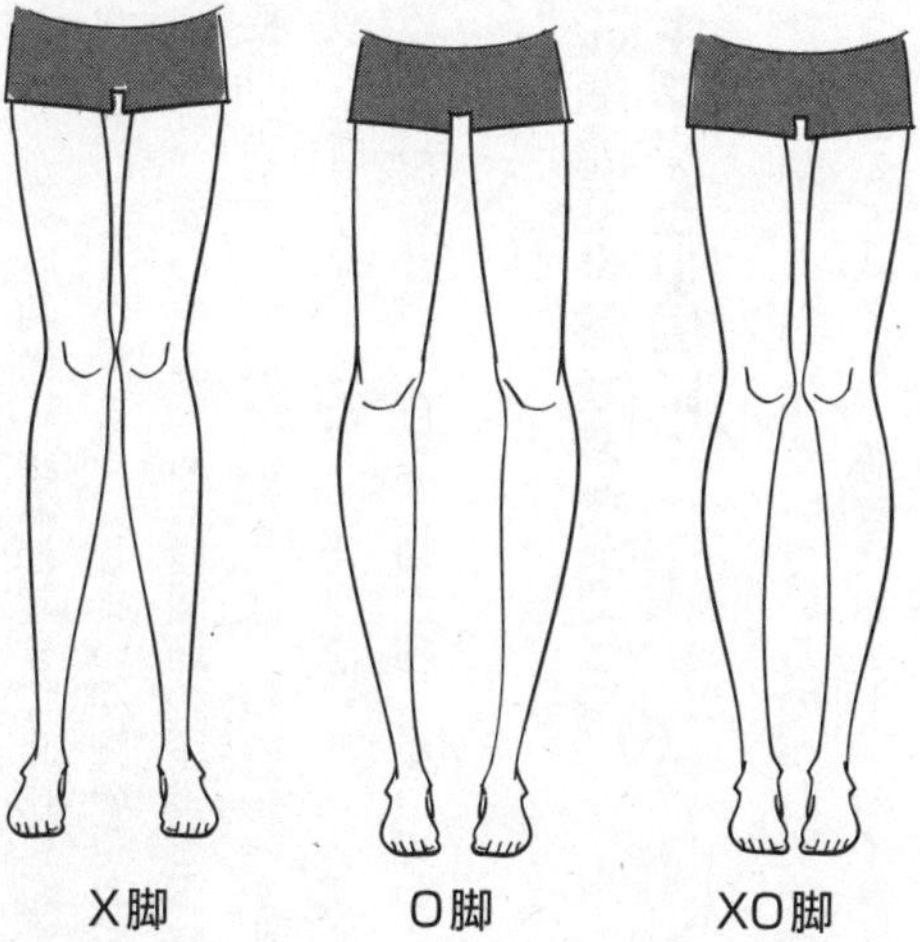
X脚
O脚
XO脚

☆股関節は球関節

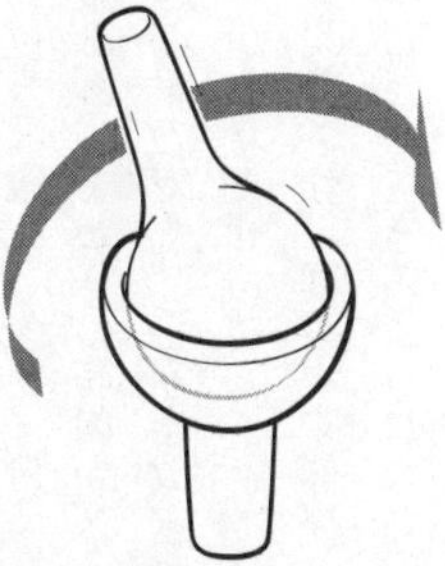

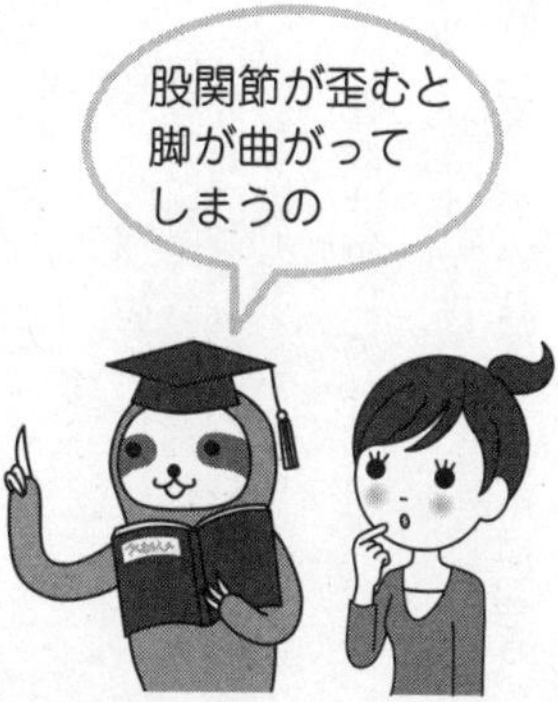
股関節が歪むと
脚が曲がって
しまうの

太ももスムーズで正しい動きができ、脚にも歪みが起きません。

ところが、股関節に歪みが起きて自由に動かなくなると、まわりの筋肉がズレた状態のままかたまってしまい、脚の歪みを引き起こすのです。歪みを改善するには、元の原因である股関節の歪みを調整するしかありません。

股関節が正しい状態になれば、脚の歪みや曲がりも改善され、真っすぐ伸びて長くなります。また、上半身をバランスよく支えることができるようになるため、負荷が減って自然に脚が細くなっていくのです。

股関節で骨盤が締まるから キュッと小尻に

骨盤と左右の脚をつないでいるのが股関節です。骨盤は複数の骨が組み合わさってできています。構造は33ページのイラストのとおり。

股関節が自由に動き、両脚がバランスよく骨盤を支えていれば、歪みは起きません。ところが、股関節の動きが悪くなり、両脚と骨盤のバランスがくずれると、骨盤に歪みが生じるのです。骨盤は背骨とつながり、背骨はその上の首の骨とつながっていますから、歪みはそこにも波及します。

骨盤の歪みの中でもとくに重要なのは恥骨《ちこつ》と尾骨《びこつ》の位置です。ほっそりしたウエスト、キュッと上がったヒップ、すっきりした下半身は、恥骨と尾骨の位置で決まるといっても過言ではありません。

ところが、女性の多くは恥骨と尾骨が本来あるべき位置より後ろにズレています。恥骨が後ろにあると腸骨《ちょうこつ》が横に広がってしまい、腰まわりが太くなります。また、尾骨も後ろに出てしまいますから、出っ尻型の垂れ下がったヒップラインにならざるを得ません（39ページ参照）。

恥骨を前に出し、尾骨を内側に入れると、腸骨は横に広がるのではなく、後ろに開き、仙腸関節《せんちょうかんせつ》（仙骨と腸骨をつなぐ関節）が整い、ほっそりと引き締まったヒップラインが実現します。恥骨と尾骨、坐骨《ざこつ》までも、股関節の歪みを正すことで、整うのです。

ウエストくびれと「恥骨」「尾骨」の不思議な関係

くびれたウエストは、女性ならだれもが手に入れたいと望むボディラインの最重要ポイントです。でも、ウエスト自体に目を向けていたのではくびれを実現することはできません。くびれは股関節と深くかかわっているからです。

股関節が歪んでいると、恥骨と尾骨の位置が後ろにズレてしまうという話はすでにしましたね。尾骨の位置が後ろにあると、背骨（脊柱《せきちゅう》）が前に傾き、それに連動して首も肩も前に傾きます。

この前かがみになった姿勢では重い頭をバランスよく支えることができません。そのため、背骨の椎骨《ついこつ》が詰まってくるのです。背骨は肋骨《ろっこつ》とつながっていますから、背骨が詰まると肋骨の位置が下がってきます。

ウエストのくびれにとってここは大切なポイントです。肋骨が下がったまま

ウエストのくびれはどうやってできる?

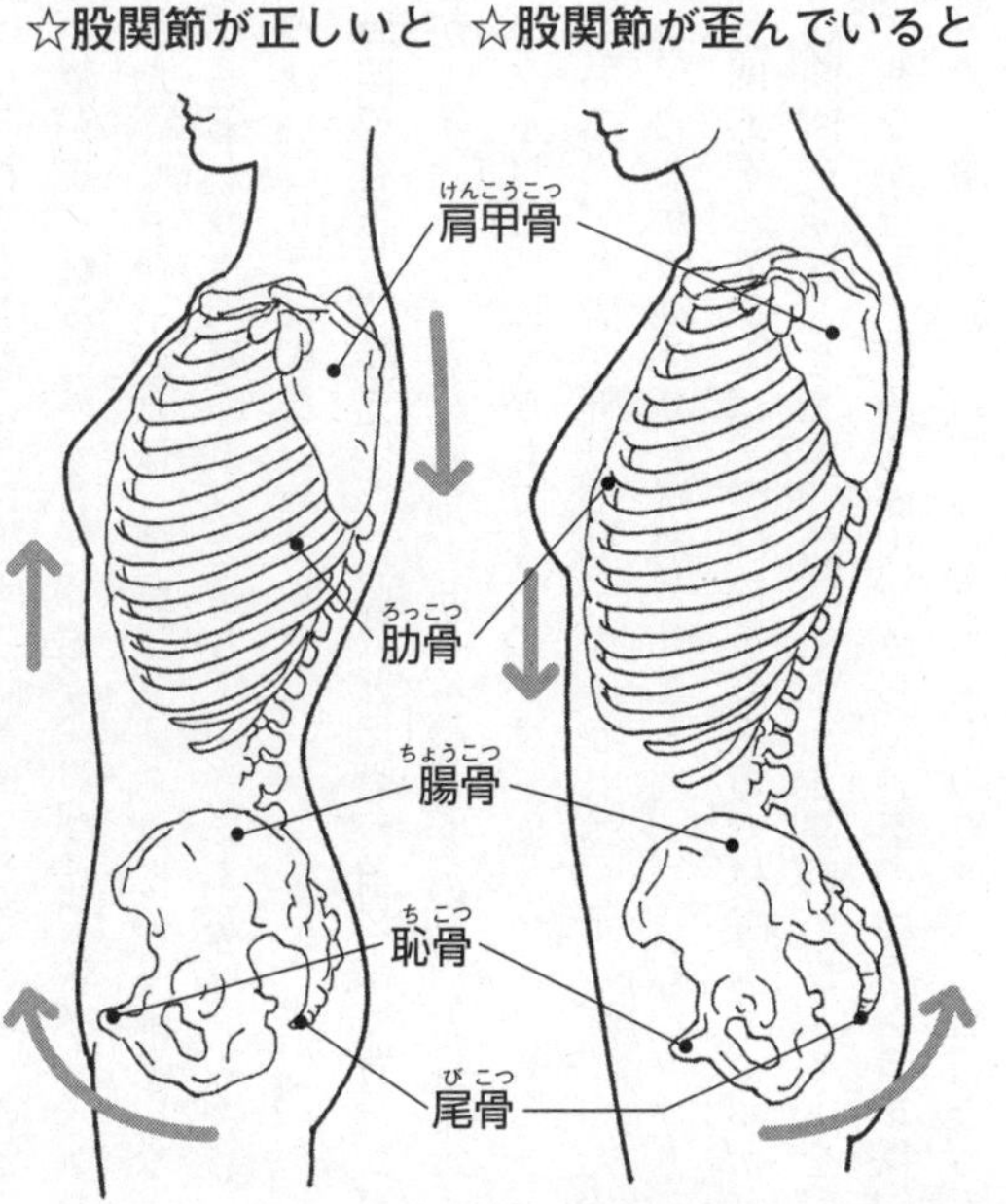

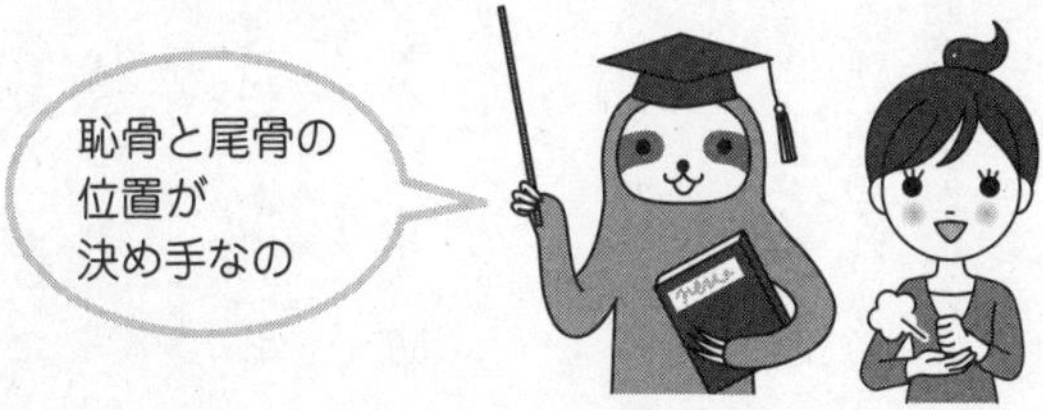

ではくびれはできないからです。肋骨が下がるということは、骨盤とのあいだの距離が短くなるということ。そう、くびれるスペースがなくなるのです。

また、肋骨が下がれば、それに支えられている肺や胃など内臓も下がってきます。下がった内臓の重みで腸も下がりますから、くびれとは真逆の、あの「おなかぽっこり」にもなるのです。

股関節を正しく整えると、恥骨と尾骨が前に出て背骨が真っすぐになり、肋骨が上がります。その結果、肋骨と骨盤とのあいだに十分なスペースができ、ウエストは自然にくびれてくるのです。

もちろん、背骨が伸びて肋骨が上がれば、下がっていた内臓ももとの位置に戻り、おなかぽっこりも解消されます。

股関節ダイエットは、股関節を整えるだけでなく、ボディラインにとって重要な筋肉を発達させます。肋骨を支える筋肉、ウエストを引き締めてくれる筋肉、おなかを引き締める筋肉、さらに骨盤のバランスを保つ筋肉などが鍛えられるのです。それらの筋肉がウエストのくびれを盤石なものにします。

Part 3

ダイエットはまず自分を知ることから——あなたの「股関節」をズバリ診断します

体の〝クセ〟は股関節にあらわれる

本書を手にとっている方は、もちろん、股関節ダイエットに挑む意欲が満々。

「さぁて、どのエクササイズからはじめよっかな？」

待ってください。そう先を急がないで。まず、あなたの股関節の状態をチェックしてみましょう。

人にはそれぞれ、からだに〝クセ〟のようなものがあります。少し歩いてみてください。どちらかの足に力が入っていませんか？　バッグはいつも、どっちの肩にかけていますか？　街中を歩いていて、ショーウィンドウに映った自分の姿、前かがみになっていませんか？

おそらく、ほとんどの人はどこか、体のバランスに自信がないはずです。

「わっ、わたしってこんなに猫背だったの？」

「意識して歩いてみると、右足に力が入っているみたい……」

「バッグをいつも同じ肩にかけているから、正面から見ると肩が水平じゃないかも……」

どこか「バランスが悪いな～」と感じたら、それが股関節の歪みです。でも、具体的にどう歪んでいるのか、わかりませんよね。そこで、歪みを正確に知る方法としてやっていただきたいのが、ここで紹介する「50歩チェック」です。「50歩チェック」は、具体的な歪みを確認し、自分の〝タイプ〟を知って、より効果的なエクササイズを選択していく方法です。

股関節がそもそも硬い人にはそのためのエクササイズからはじめるのが効果的ですし、どちらかに傾きがある人は、エクササイズの回数を左右で変えてバランスを調整するといったことも、エクササイズを効果的にするためには必要になってきます。

まず、自分のタイプを知ること。ここがスタートラインです。

股関節の歪みがわかる「50歩チェック」

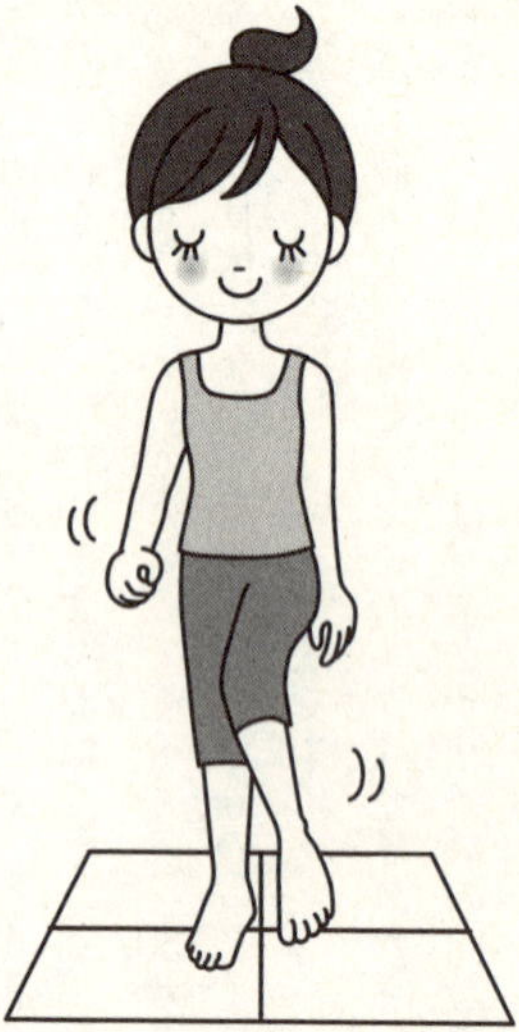

正四角形の、各辺の中心を結んだ図を描きます。その中心に両足をおき、目を閉じて、足踏み50歩。目を開けたときに、両足がどの位置にあるかで股関節の状態をチェックします。

「50歩チェック」の結果を判定

50 歩足踏みをし終わって目を開けたとき、どの位置に立っていましたか？
下の図を参考にして、自分が立っている場所はどのあたりか確認してください。

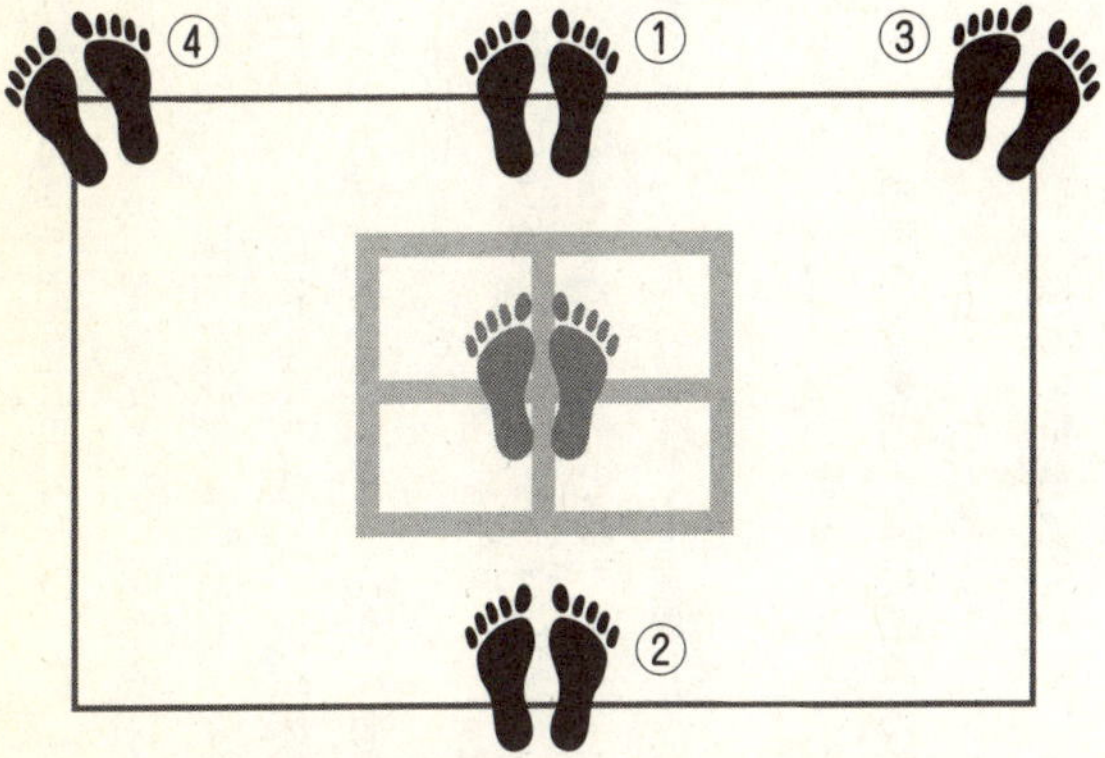

①中央よりほぼまっすぐ前方向に足の位置がある	②中央よりほぼうしろ方向に足の位置がある
③中央より前方右側に足の位置がある	④中央より前方左側に足の位置がある

「50歩チェック」の方法は簡単です。正四角形の、各辺の中心を結んだ図を描きます。その中心に両足をおき、目を閉じて、足踏み50歩。目を開けたときに、両足がどの位置にあるかで、股関節の状態を確認します。

正四角形の図は、紙に描いて床に貼る方法と、直接床にガムテープで描く方法とがあります。どちらの方法でもかまいませんが、目を閉じて足踏みしているときの足裏の感触に注目してください。

「あ、ずれてきた⁉」といった感触が足裏に伝わると、どうしても意識は中心へ位置を戻そう、はずれないようにしようとはたらいてしまいます。これでは正確な判定はできませんから、〝足裏感覚〟を重視して、どちらかの方法を選択してください。

足踏みするときは周囲にモノを置かないようにすることも、注意点のひとつ。足踏みに集中できるように、周囲の音を消す、足踏みの回数を声を出して数えるなど、工夫してみてください。リラックスすることも大切ですよ。

さて、目を開けたとき、あなたはどの位置に立っていましたか?

さて、あなたの股関節はどのタイプ?

目を開けたとき、スタート時と同じ正四角形の中心位置に両足がきちんとそろっていたという人がいたら、いま現在、あなたは優等生です。

でも、ほとんどの人は前後左右、どこかに足の位置がずれていたのではありませんか?

このズレがすなわち、股関節の歪みのタイプを示しています。

①の位置に足がある人は「前かがみタイプ」
②の位置に足がある人は「うしろ反りタイプ」
③の位置に足がある人は「左利き足タイプ」
④の位置に足がある人は「右利き足タイプ」

では、それぞれのタイプの股関節がどうなっているか、みてみましょう。

1「前かがみタイプ」さん

〈足の位置が①にある人〉

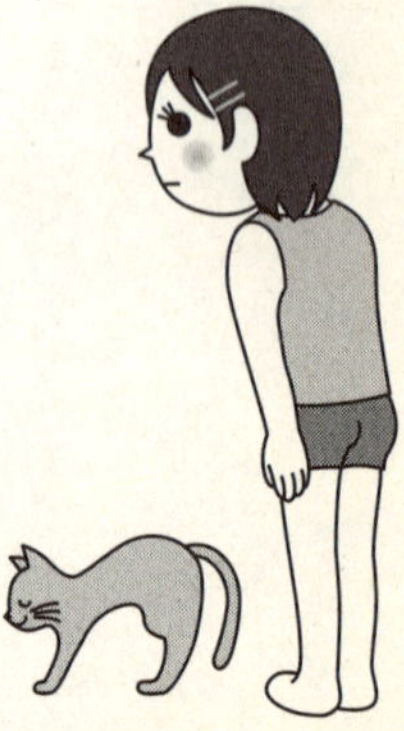

足がほぼまっすぐ前に出るタイプの人は、首が前に出て、上半身が前かがみになりやすく、腰と太ももで歩くのが特徴です。いわゆる猫背ぎみの人がこのタイプにあたります。

それほど猫背ではないけれど、歩くときに前傾姿勢になりがちで、お尻がうしろに出てしまうという人も、この位置に足がきます。

股関節は上半身と両脚をつなぐ要となる関節。上半身と下半身が、ニュートラルなポジションで連結していれば、もちろんなんの問題も起こりません。

「50歩チェック」で、中心位置からまったくずれていなかったなら、股関節にズレや歪みはなく、骨盤にもバランスのくずれはありません。

ところが、股関節と骨盤が正しく連結していないと、すべてのバランスが狂ってしまいます。上半身が前かがみになっているのはその証。

首が前に出て上半身が前傾し、その湾曲ラインが強ければ強い人ほど、股関節の納まりは正しい位置とはほど遠いと思って間違いありません。

骨盤はいくつかの骨で構成されていますが、どの骨が歪んでも正しい形は形成されません。前かがみタイプの人の骨盤は、腸骨が前傾しています。

腸骨が前傾していると、背骨の重みを骨盤がしっかり支えることができないので、骨盤が広がってしまいます。

骨盤と大腿骨を連結しているのが股関節ですが、広がった骨盤を支えるために、股関節はゆがみ、くずれてしまい、そこで位置を定めてしまうのです。

すると発達してくるのが、股関節を安定させるための余分な筋肉です。

広がってゆるんだ骨盤をサポートするために腰まわりに、不安定な股関節をフォローするために太ももの横と太ももの前あたりに余計な筋肉がつき、歪んだままの状態で股関節を固定。

この状態が長くつづけばつづくほど、股関節はさらに硬くなってしまうというわけです。

2「うしろ反りタイプ」さん

（足の位置が②にある人）

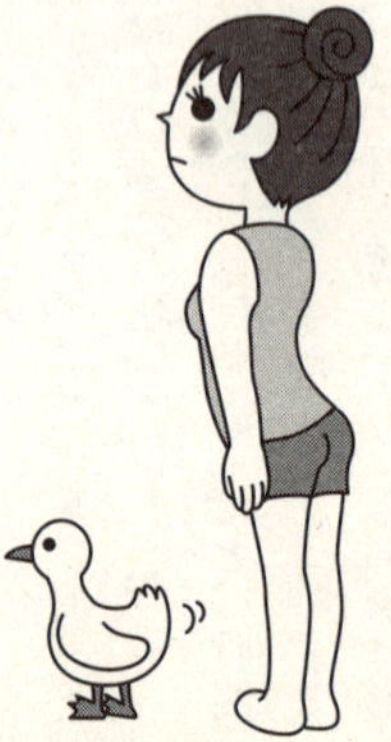

最初に立った正四角形の中心からほぼ真後ろに足の位置がある人は、うしろ

反りタイプです。肋骨が極端に前に出て上がり、背中の反り返りが強いのが特徴です。ひざ裏の筋肉が弱いためにひざが曲がっていて、ひざを曲げて歩くのが、このタイプの人です。

ちょっと試しに、意識的に背筋を伸ばして、気をつけの姿勢をとってみてください。力が入るのはどこですか？

「背筋を伸ばそうとすると、背骨を反らそうと力が入る感じがあるけど……」

そう、うしろ反りタイプの人は、背中でバランスをとろうとして、反り返りの姿勢を無意識にとっている人が多いのです。

意識してこの姿勢をとってみて、ほかに何か気づくことはありませんか？　あごの位置が上向きになってはいないでしょうか？　お尻を後方に強くつき出してはいませんか？　鏡の前で確認してみてください。

「前かがみの姿勢より、けっこう、姿勢はよく見えるけれど……」

そうですね。この姿勢は一見すると、背筋が伸びて理想的な姿勢に見えます。でも、背骨はゆるやかなS字曲線を描いているのが正しい姿勢。そのS字カーブ、極端な曲線を描いてはいませんか?

S字の曲線が極端にカーブしていると、体は自然と、前後のバランスをとろうとします。S字カーブの上に乗っているのは頭、S字カーブの下にあるのはお尻ですね。

つまり、極端なカーブを描いている背骨がつくり出すその結果は?

あごが上がり、お尻をつき出すという姿勢になってしまうというわけです。

「ということは、骨盤も股関節も、うしろに反り返っているの?」

いいえ、そうではありません。股関節のズレや歪みが強く、骨盤のゆるみも強いために、上半身のバランスをとろうとして骨盤が前に傾いてしまいます。

その傾きはじつは、前かがみタイプの人より強いのです。その不安定な状態を維持するために、ついてほしくない〝お肉〟がたっぷりとついてしまいます。股関節の硬さも、半端ではないほどコチコチになり、脚までも歪んでしまうのです。

3「左利き足タイプ」さん
〈足の位置が③にある人〉

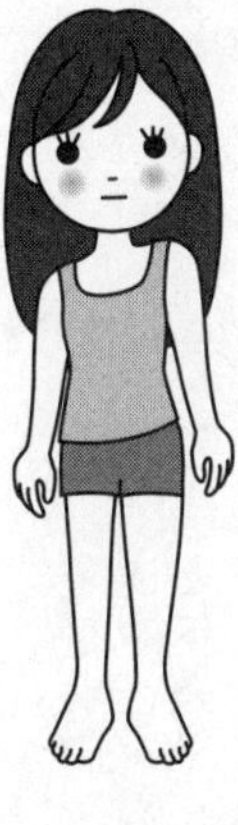

中央より前方右側に足の位置がある人は、前かがみタイプのうえに、さらに左側の脚、太もも、腰に力が入りやすい人です。つまり、左側の股関節が右より硬く、太くなりやすいタイプということになります。

そう判定が出て、思い当たることがあるのではありませんか?

「どちらの足に力が強くかかっているかはわかりませんでしたけど、左右の足のバランスは悪いな～とは思っていましたね、たしかに」

誰にも利き手があるように、足にも利き足があります。立った姿勢から一歩前に踏み出すときはつねに左足から前に出るという人は、左足が利き足であることが多く、それを支えるために、逆に右側に体重がかかりやすいのです。

4「右利き足タイプ」さん

〈足の位置が④にある人〉

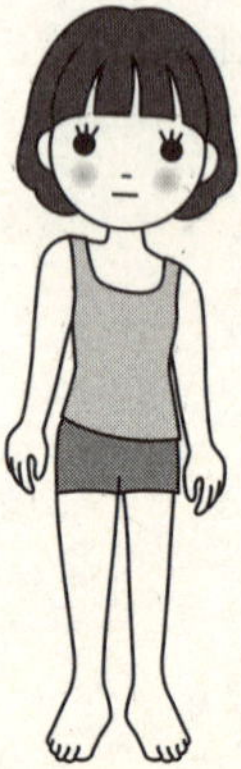

中央より前方左側に足の位置があるタイプの人は、左利き足タイプとは反対のタイプ。右側の脚、太もも、腰の力が強い人です。右側の股関節まわりが硬く、太くなりやすいのが特徴です。

左利き足タイプの人は右足に重心がありますが、こちらは左重心。そして、利き足が右になります。生活のなかでの何気ないしぐさも、気づいてみれば、ほとんどが左利き足タイプとは逆になっているはずです。

左右がアンバランスだと、当然、腰まわりや太ももの〝張り具合〟は均等ではありません。

でも、この左右不均等を〝自覚〟することは、左利き足タイプの人も、右利き足タイプの人も少ないかもしれません。それを如実に感じるほど、左右差が確実にあらわれることは、じつはまれだからです。

さて、ここからが「50歩チェック」の重要なところです。

「50歩チェック」で、おおまかな自分のタイプがわかったら、それにあわせたエクササイズを組みあわせていきます。

左右どちらかに重心がある場合は、左右均等のエクササイズはそぐいません。左利き足タイプの人は左側の股関節を重点的に、右利き足タイプの人は、右側の股関節を重点的に行ってみてください。「硬い」ほうの股関節を重点的にほぐしていくのです。
前かがみタイプ、うしろ反りタイプの人は、左右均等にエクササイズを行ってください。それぞれの〝硬さの度合い〟にもよりますが、硬いという自覚があれば少し多めにおこなってください。
①②③④のどの位置にも足の位置が一致しない場合は、いちばん近い位置を選択します。
では、まずは股関節を軟らかくさせるウォームアップのエクササイズから始めてみましょう。

ウォームアップ1

まずは股関節を軟らかく！

1　両足の裏をからだの中央で合わせて座り、両手で足をできるだけからだに引き寄せます。

2　足から手を離し、両手首をヒザの上に置きます。手のひらを上に向けて〝法輪キツネの指〟を作ります。

3　片方のひじを曲げて、ひざの内側のやや上に乗せます。右斜め45度くらいにからだを倒して、ふくらはぎが床に着いたら、ひじをからだから離して2の姿勢に戻ります。同じように反対側も行います。

法輪キツネの指：親指と中指の先を合わせて輪を作り、残りの指はなるべく伸ばします。次に親指の先を中指の第一関節まで移動させます(58ページ参照)。こうすると、腕から余分な力が抜けます。

《ポイント》できるだけ首と背筋を伸ばし、お腹を引っ込め、顔が下を向かないように気をつけて。股関節チェックで、【左効き足タイプ】と【右効き足タイプ】だった人は、硬かったほうの脚を多くおこなってください。

「コロンコロン体操」

1

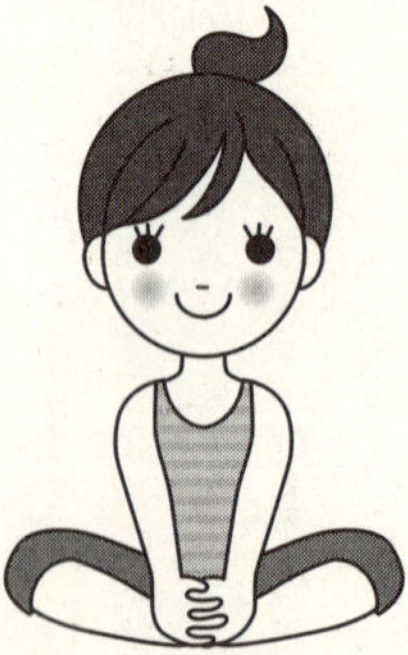

両足の裏をからだの中央で合わせて座り

2

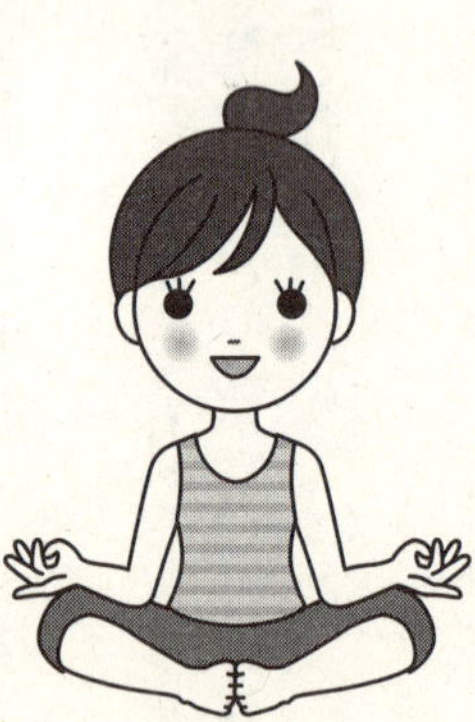

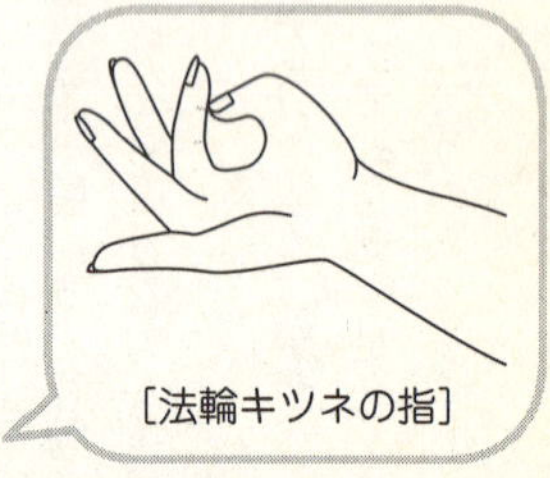

足から手を離し、両手首をヒザの上に置き、手を法輪キツネの指にする

3

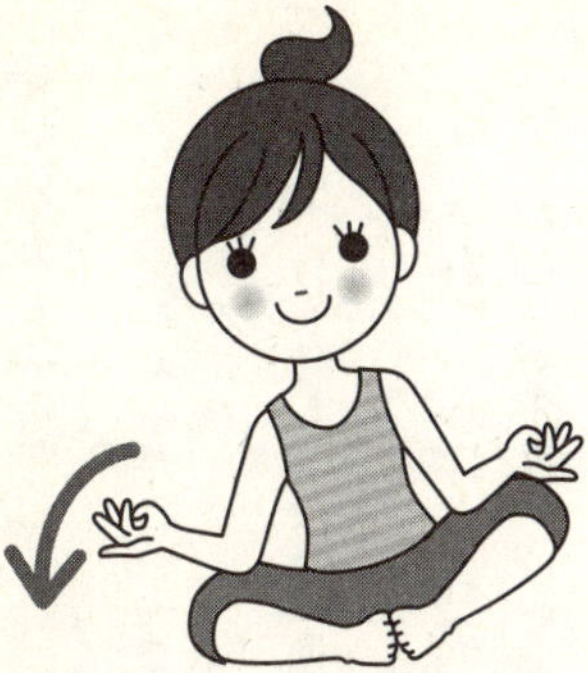

右手のひじを曲げて、右ひざの内側のやや上に乗せ、右斜め前45度くらいに体を倒す。ふくらはぎが床についたら、ひじを体から離し、2の姿勢に戻る。左も同様に行う。

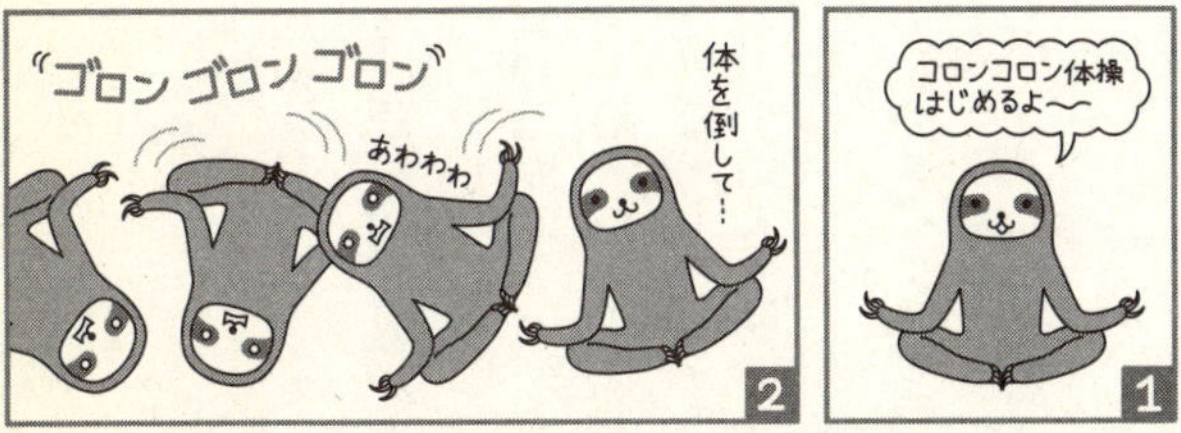
1
コロンコロン体操
はじめるよ〜〜
2
体を倒して…
あわわわ
"ゴロン ゴロン ゴロン"

ウォームアップ2

骨盤を左右対称に！

1　両足の裏をからだの中央で合わせて座り、両手で足をできるだけからだに引き寄せます。

2　お尻だけを使って後ろに進みます。手と足はその場に残したまま、からだだけを後ろに運ぶようにして、左から一歩（右からでもＯＫ）。

3　続けて右に一歩（2で右から始めた人は左に一歩）。このようにして、左、右、左、右とリズミカルに後退していき、進めるまで進みます。最後に足をからだに引き寄せて終了。

《ポイント》お尻で後ろに歩くので、行う前には畳1畳分程のスペースを確保しておきましょう。できるだけ、背筋を伸ばし、お腹をひっこめ、顔が下がらないように注意して。

「お尻歩き」

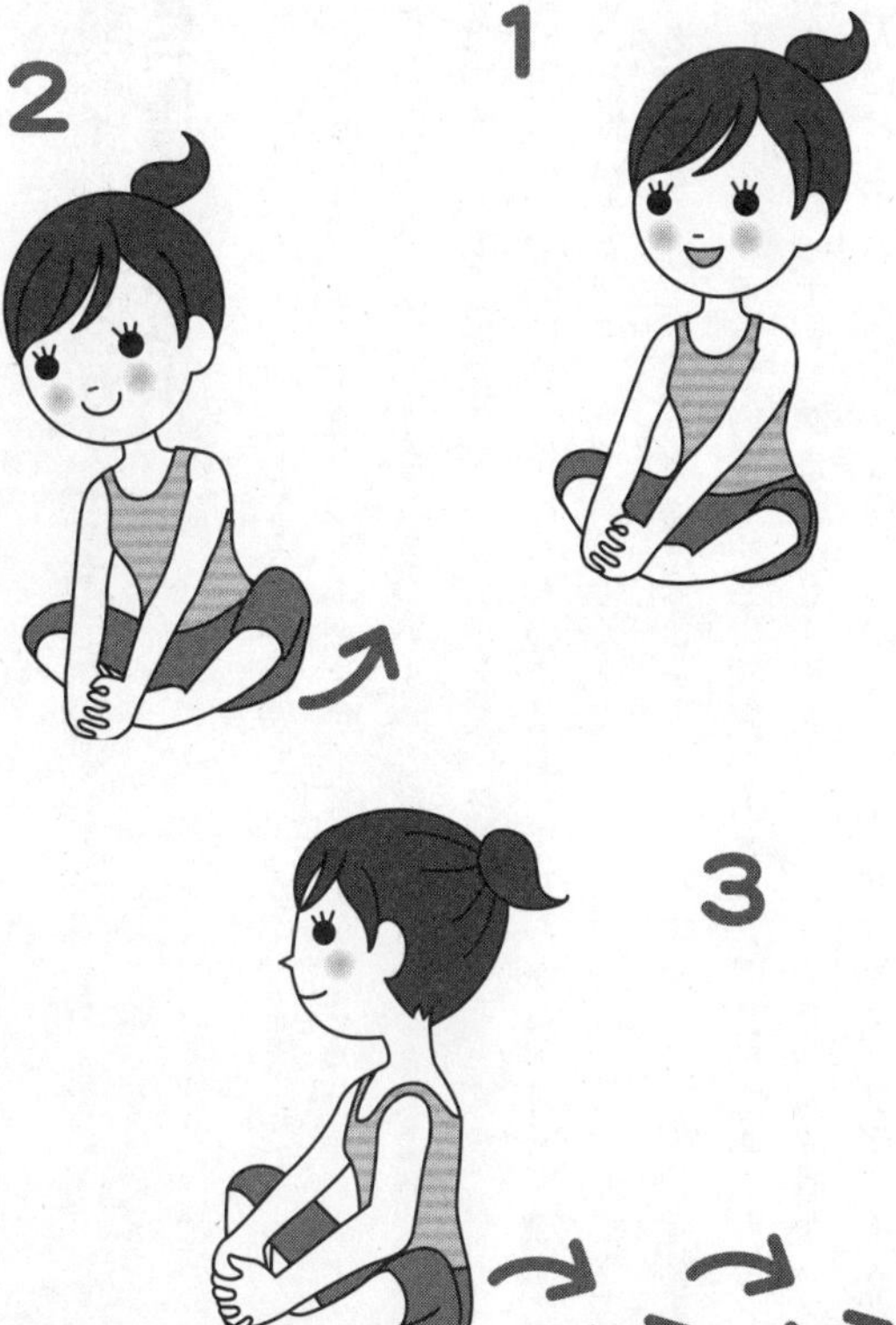

股関節ダイエットのカギを握る「恥骨」「尾骨」を体感！

さて、ウォーミングアップをしてみていかがでしたか？

これは股関節を軟らかくするためのエクササイズですが、このウォーミングアップを行ってみて、「えっ、かなりきつい！」と驚く人もいるかもしれません。でもそれは、すなわち股関節の硬さを証明しているのです。

股関節の歪みは、実際に目に見えるものではありませんから、日常意識することはないと思います。

とはいえ、自分では歪んでる意識はなくても、「50歩チェック」の判定結果はそれぞれのタイプを示しています。この判定をもとに、具体的なエクササイズに進みたいところですが、あまりにも「50歩チェック」でもとの位置からズレていた人におすすめなのが、この2つのウォーミングアップエクササイズ。

それに、この2つのウォーミングアップからはじめることには、股関節を軟らかくほぐすということのほかに、もうひとつの理由があります。それは「恥骨」と「尾骨」の位置を確認して、体感することです。

「恥骨」と「尾骨」は、39ページで説明したように、骨盤を構成している骨です。恥骨は体の前側に、尾骨は体のうしろ側にありますが、股関節と骨盤にズレや歪みがある場合、ほとんどの人は恥骨と尾骨の位置が正しい位置にはありません。なぜかといえば、この両者の位置を決めているのが、股関節だからです。

骨盤が前傾していると、恥骨は奥に引っ込み、そのぶん尾骨はうしろに出てしまいます。でも、その〝事実〟を感じることはありません。

「恥骨を前に出して」といわれても、どこをどうしたらいいのやら……ですね。恥骨を前に出す。この感覚が比較的体感しやすいのが、この2つのウォーミングアップです。恥骨と尾骨は、下半身をスッキリさせるための〝カギ〟を握っていますから、意識してやってみてください。

ところで、これらのウォームアップも次でご紹介するエクササイズも、できれば、〝就寝前〟に行うと効果的です。

1日酷使した体の疲れをいやすのは、体を横たえるという動作。これで、1日の生活であちこちに生じた体の不具合を調整して元に戻すのです。

人間は、このような調整作業を無意識に、寝返りという形で行っています。眠っている間にねじれた筋肉を軟らかくして元に戻したり、ズレた骨を動かして元の位置に戻すといった調整作業をしています。

だから、この調整作業の前、つまり就寝前に股関節を整えるエクササイズを行えば、エクササイズ効果に睡眠リセット効果もプラス。

全身にこびりついていた力を、ひとまず、「ふぅ〜」とリラックスさせてから、具体的なウォーミングアップ、エクササイズに取り組んでみてください。

Part 4

今すぐあなたのプロポーション
に大変化が起きる
「股関節エクササイズ」を
大公開！

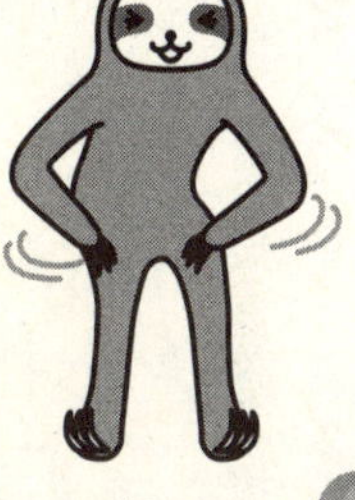

速効！ 最強の効果を上げる4つのエクササイズ

さて、いよいよ「股関節1分エクササイズ」にすすみましょう。

ここでは、脚長効果抜群の、「ひざ裏たたき」。脚が細くなる効果が抜群の「お尻たたき」。O脚、X脚、XO脚といった脚の歪みを改善する効果のある「寝てひざ倒し」。ウエスト、下腹のサイズダウンに効果抜群の「恥骨まわし」。この4つのエクササイズを紹介したいと思います。

これらのエクササイズは、股関節を整えるだけでなく、骨盤も整えますし、もちろん上記以外の効果もありますが、わかりやすくいちばん効果のある部分を強調させていただきました。

さあ、あなたが気になっていることは、どれですか？

ご自分にあった、エクササイズを選んで、ぜひ挑戦してみてくださいね。

①「ひざ裏たたき」（最大効果→脚長）

まず最初にご紹介するのは「ひざ裏たたき」です。

「ひざ裏たたき」は、ひざの裏を床にトントンと軽くたたきつけるようにして、脚を振動させるエクササイズ。トントントントン…と振動を加えることによって、固まっていた股関節を徐々にほぐし、正しい位置に調整していきます。

そして、このエクササイズのポイントは、「ひざの裏」にあります。

振動によって、股関節を調整するだけでなく、固まっていたひざ関節をほぐし、正しい位置に調整していくのです。また、ひざ裏を中心とした、脚の裏の筋肉を柔軟にしていきます。

すると、必ず脚が長くなります。

「え？　どうして？」

おそらく、多くの人はその関連性に疑問を持つかもしれませんね。

両脚をそろえて立ちます。その姿を鏡に映して横から見てください。そのままの状態で、ひざをほんの少し曲げてみます。鏡に映った姿は?

「ひざを曲げると、上半身が前かがみになって、お尻もなんとなく垂れてしまっているような、確かに脚も短い……」

では次に、ひざの裏に意識を集中して、曲げたひざを伸ばしてみてください。できるだけ、重心をかかとに乗せるようにします。さて、その姿勢は?

「からだ全体がスッと上に伸びて、脚が長くなったような感じがする……」

ひざ裏が重要だという理由はここにあります。

長い脚を作るには、ひざ裏の筋肉がゴムのようにしなやかでなくてはなりません。縮んで伸縮性のなくなった筋肉では、脚のかかとに重心を乗せるのは難しいのです。

「ひざ裏たたき」のエクササイズをはじめる前に、まず、この〝脚の裏側が伸びる〟感覚を確認しておいてください。

脚を長くさせる筋肉 〝脚うら筋〟を鍛えます

脚の裏側には重力に逆らう筋肉が密集しています。これらの筋肉はすべて縦に伸びる筋肉。わたしはこれらの筋肉を〝脚うら筋〟と呼んでいますが、通常は「抗重力筋」と呼ばれています。

「抗重力筋」と呼ばれていることでもおわかりのように、これらの筋肉は重力にさからうようにはたらきます。からだの重みを支え、上へと押し返す。これが脚うら筋の役割のひとつです。

この筋肉がスムーズにその役割を果たすためには、筋肉そのものが柔軟でなくてはなりません。ところが、「下半身が太くって、イヤ！」と悩む人の多くは、これらの筋肉が衰えていて、伸縮性もあまりよくありません。

しかも、脚うら筋がピンと自然に伸びない人のほとんどは、太ももの前面が硬く、太くなっています。つまり、脚うら筋には柔軟性がなく、太もも前面の大腿《だいたい》四頭筋《しとうきん》が発達しているというアンバランスな状態なのです。

「ひざ裏たたき」の目的のひとつは、このアンバランスを解き、整えることにあります。このことを頭におきながら、実際にエクササイズをおこなってみましょう。

ちょっと準備をするだけで劇的に効果が上がります

「ひざ裏たたき」はまず、エクササイズを効果的にするための態勢づくりからはじめます。

ひざ裏たたきの準備

1　壁に向かって、両脚を腰幅程度に開いてまっすぐに伸ばし、座ります。そ

「ひざ裏たたき」の準備

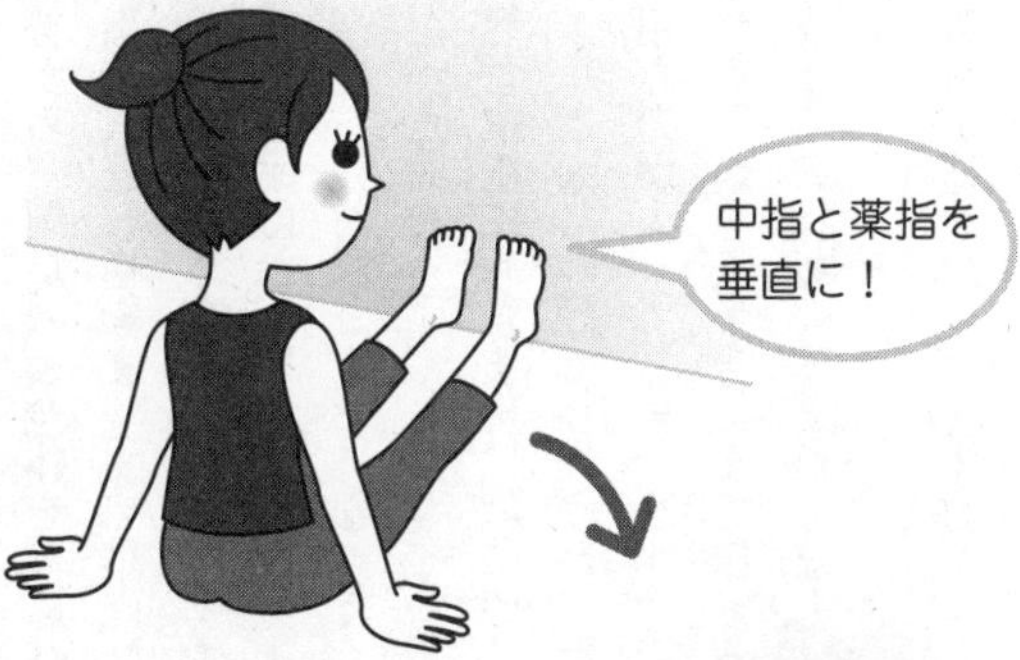
中指と薬指を
垂直に！

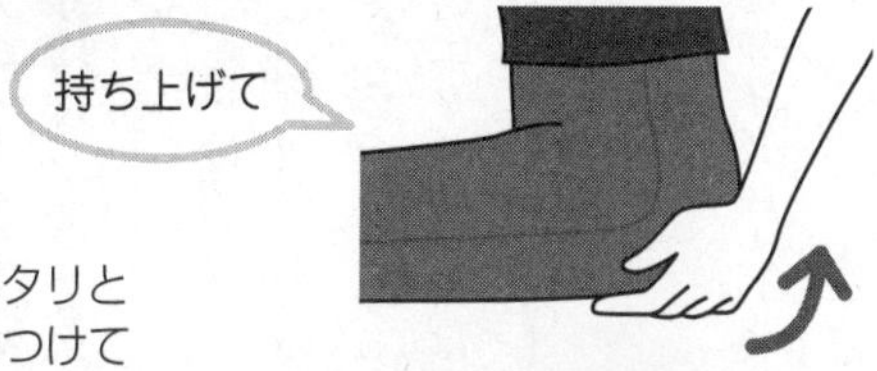
持ち上げて

1. 壁にペタリと
足裏をつけて

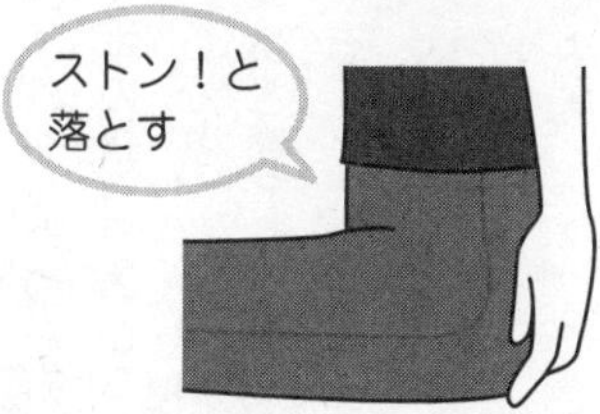
ストン！と
落とす

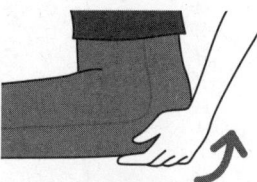

2. お尻を整え

3. 手は親指以外
の４本の指を
床に着ける

の姿勢から、両足の裏全体を壁にペタリとつけてください。このとき、足の中指と人差し指をまっすぐ垂直に伸ばすようにします。

2 さらに、お尻の下、脚のつけ根あたりに、手を熊手のようにして差し込みます。その手でお尻を引き上げるように持ち上げてから、ストンと落とします。左右のお尻ともおこなってください。

3 からだが正面まっすぐになっていることを確認して、両手はからだの左右の自然な位置におきます。床につけるのは親指以外の4本の指。手のひらをペタリと床につけてしまうと、腕で上体を支えることになり、肩や背中に無用な力が入ってしまいます。このエクササイズは、ひざ裏をたたいて得られる効果を上半身にまで伝えるためのもの。正しくそれを伝えるには、体を支えるのは指4本と徹しましょう。

さて、準備が整ったら、具体的なエクササイズに入りましょう。

ひざ裏たたき

1 壁につけた脚のどちらかをまず、軸脚と決めます。軸脚は壁にペタリとつけて動かしません。目線を正面からずらさないようにすると、軸脚は比較的安定します。

2 軸脚まっすぐを意識しながら、動かすほうの脚を開いていきます。開脚の範囲は無理のない角度までで大丈夫。ポイントとなるのは、最大角度までを3段階に分けること。たとえば、30度、45度、60度といった具合です。

3 開脚する角度の3段階が決まったら、それぞれの位置に脚を開き、ひざ裏で床をトントントンとたたいてください。1、2、3、4……とリズミカルに。各位置で10回くり返します。

4 角度を変え、脚をずらすときにも注意したいポイントがあります。脚（ひざ）をできるだけ持ち上げないで、床をするようにしてずらすようにします。せっかく伸びたひざ裏を縮ませない、というのがその理由です。足の中指と人差し指を立てて、床をするようにして開いていきましょう。

5 片方の脚のひざ裏たたきが終わったら、脚を正面に戻して脚を変え、反対側の脚のひざ裏たたきもくり返します。「50歩チェック」（44ページ参照）で①と②の位置に足があった人は左右均等に、③④の位置に足があった人は、股関節が硬いほうの脚のひざ裏をたたく回数を15回に増やしておこなってください。

このエクササイズで重要なのは、できるだけ、ひざ頭が真上を向き、ひざ裏がきちんと床につくように行うことです。

ひざ裏が床につかずに浮き上がっているのは、股関節が歪んでいるという証。ただし、いきなり無理をしないことです。エクササイズをくり返すうちに、脚うらの筋肉も柔軟になってきますから、最初は〝できるだけ〟伸ばすようにすることで、大丈夫です。

「ひざ裏たたき」やり方

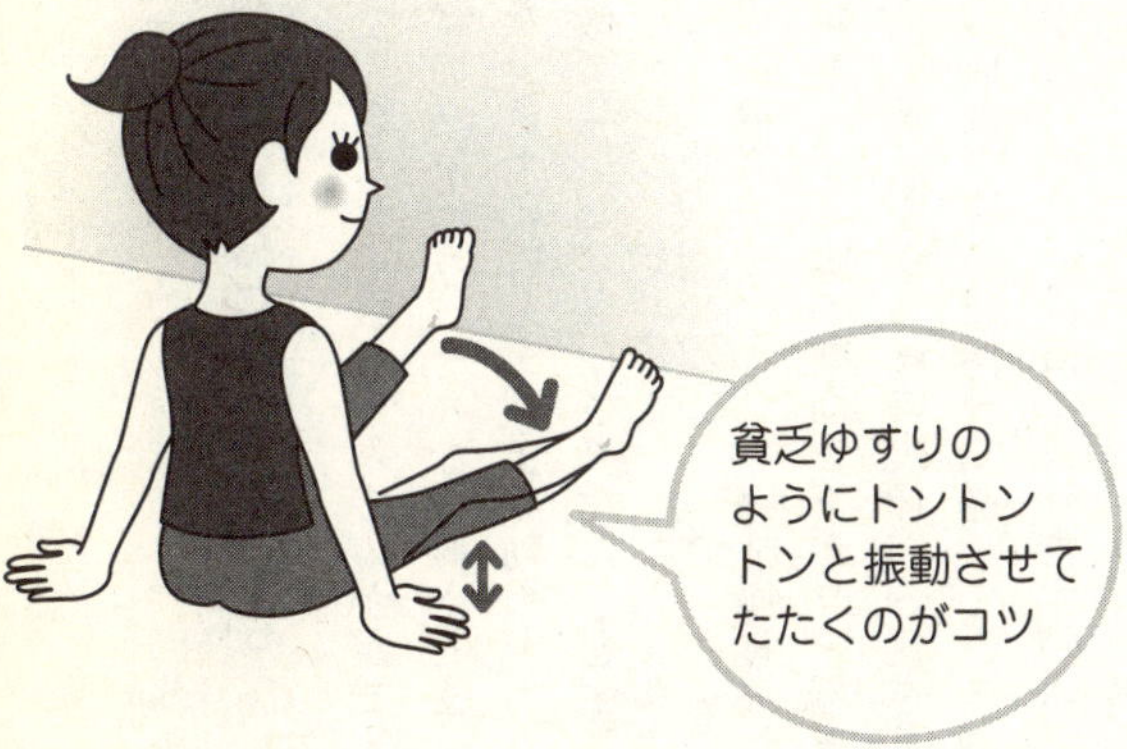
貧乏ゆすりのようにトントントンと振動させてたたくのがコツ

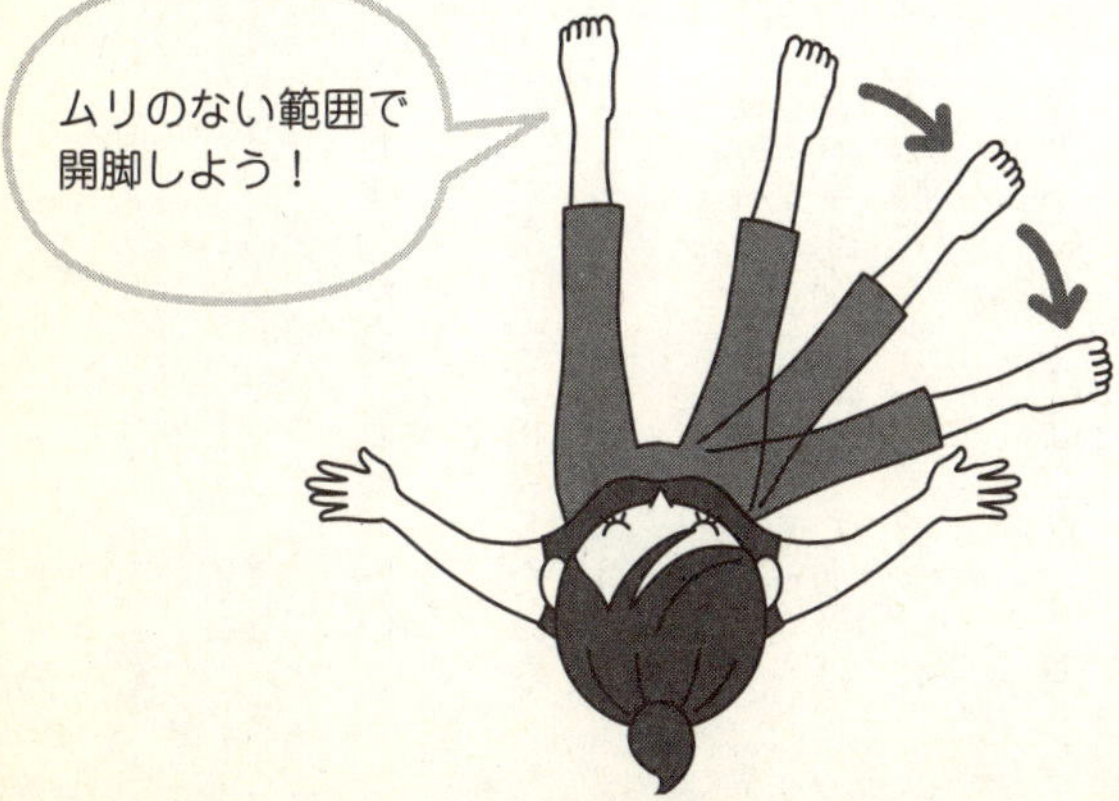

たった1回で、2㎝脚が細くなった、その理由

「ひざ裏たたき」を実践してみていかがですか。毎日1分つづければ、いいことがいっぱいありそう。そんな予感がしませんか？

「ひざ裏たたき」にはさまざまな効果がありますが、わたしがご指導したみなさんは一様に「1セットひざ裏たたきをするだけで、脚のむくみがスッーととれていくみたい」とおっしゃいます。

その理由は簡単です。からだは心臓を中心にすべてのものが巡っています。血液は心臓から出て脚の前面を下がり末端まで送られ、末端に到着した血液は、老廃物を引き連れながら脚の裏側、内側を上がって心臓にもどってきます。体液の流れも血液の流れに伴って巡っています。

心臓はからだの高い位置にありますから、上から下への巡りには、重力に逆

らわないかぎり通常問題は起こりません。ところが、股関節が歪んでいる場合は太もも前面によぶんな、硬い筋肉がついています。重力による巡りを妨げていることは、容易に想像がつきますね。

しかも、脚うら筋が衰えて伸縮性がないとしたら？ 足底は第2の心臓と呼ばれています。足底は反しゃく運動で血液をポンプのように運びます。足底→ふくらはぎ→ひざ裏→太もも裏へと、それぞれの筋肉が連動して動くことで、上へ上へと、血液と体液は押し上げられていくのです。

下から上への巡りには当然、重力に逆らうため多くの力が必要になります。下から上へと押し上げる力。そのカギを握っているのが「脚うら筋」なのです。ひざ裏たたきで、脚の裏をトントントン。こわばって硬くなっている太もも前面の筋肉をほぐし、脚うら筋を刺激してあげるだけで、むくみはスッーと解消していくのです。

なかには1回のひざ裏たたきで、2センチ脚が細くなったという人もいるくらいです。

もちろん、1回トントンとたたいただけでは、脚うら筋の伸縮性は維持できません。1日1分、太もも前面の筋肉をゆるめ、脚うら筋の伸縮性を強化することを習慣づけてください。トントンをくり返すことで、その振動が筋肉をゆるめて伸ばし、よぶんなものを落としてくれるはずです。

お尻の高さが10㎝アップした！ なぜそんなことが起こるの？

「ひざ裏たたき」エクササイズの特にすごいところは、脚が長くなり、ほっそりする効果です。

「脚が長くなるって、成長期でもないのに……」

たしかにおっしゃる通り。脚の骨そのものが伸びるわけではありません。伸びるのは、脚の裏側にある筋肉です。先ほどお話した〝脚うら筋〟の伸縮性が高まり、ひざがスッと伸びてくるのです。

脚うら筋が伸びてくると、それらの筋肉につながるお尻の筋肉に作用します。

脚うら筋が、お尻の内側にある筋肉を持ち上げ、刺激を与えるのです。

その結果、必ずヒップアップします。お尻の筋肉が本来ある位置に納まってくるようになるのです。

わたしが指導した人のなかには、お尻の位置が10センチも上がった人がいます。お尻のヒップポイントが上に押し上げられるため、垂れ下がったお尻と比べると、見た目の脚長効果につながるというわけです。

それだけではありません。実際に、「ひざ裏たたき」をはじめて1週間で脚が2センチも長くなったという人もいます。その理由は〝関節〟にあります。

関節は通常、ピタリとくっついてはいません。少しすき間があり、軟骨がクッションの役割を果たして、その周囲を筋肉がおおっています。

脚うら筋がよく伸びるようになると、それまで縮こまっていたひざ関節の間も広がり、脚が伸びるのです。

もちろん、股関節が正しい位置に定着するようになることも脚長を実現する理由。横に広がっていた股関節の位置が高くなり、骨盤が押し上げられることによって、脚長が実現するというわけです。

「脚が長くなりたい！ 下半身太りを解消したい！」

その思いを抱いている人はまず、「ひざ裏たたき」を実践してください。夢、願い、憧れ……を実現するには、エクササイズをおこなって「目に見える効果がある」ことが、何よりも励みになります。

「効果があるっていわれても、すぐに変化があらわれないと、エクササイズをつづける意欲って、なくなっちゃう……」

多くの人の心理ですね。だからこそやってみてください。ひざ裏たたきは、すぐに太ももが細くなり、脚が長く細くなることを最短最強に感じられるエクササイズです。

②「お尻たたき」（最大効果→脚ヤセ）

「お尻たたき」のエクササイズは、「ひざ裏たたき」とは反対に、うつ伏せになっておこないます。まず、実際にやってみましょう。

お尻たたき

1 うつ伏せになり、脚を肩幅程度に開きます。

2 上半身を反らして顔を上げ、手を添えます。ひじを立て、親指以外の指4本をあごの下に。手をあごの下に添えることで、肩の力が抜け、背中に入る力をゆるめます。

3 力をゆるめるところがもう一カ所。足の親指以外の4本の指を軽く曲げ、足裏にアーチをつくるようにすると、脚によぶんな力が入りません。

4 この姿勢から、足のかかとでお尻をトントンとたたきます。恥骨を出し、お腹を引っ込めることをなるべく意識して、ひざを深く曲げ、リズミカルにかかとでお尻をトントントン。片方の脚で5回、お尻を叩いたら、脚を変えてトントントンと5回、お尻をたたきます。

5 エクササイズは5回ずつ交互におこないますが、「50歩チェック」（44ページ参照）で足の位置が③④にあった人は、股関節が硬いほうの脚からはじめて、硬いほうの脚で終わるようにしてください。

☆前から
見ると…

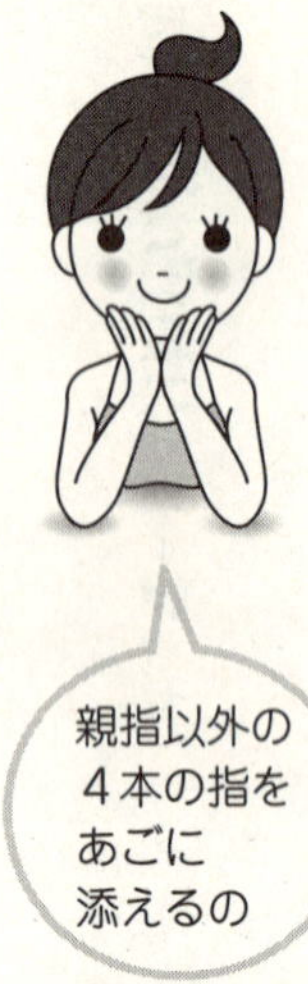
親指以外の
４本の指を
あごに
添えるの

なんだか
アイドル気分♪

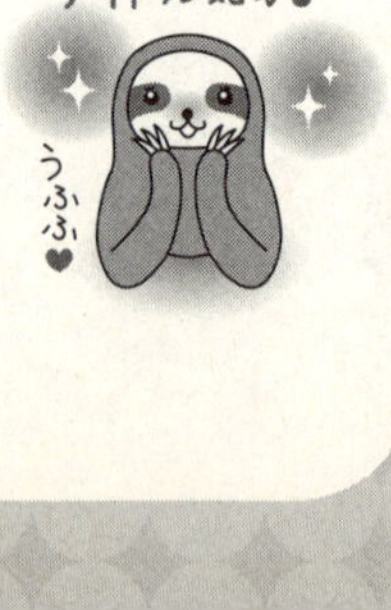
うふふ♥

「お尻たたき」やり方

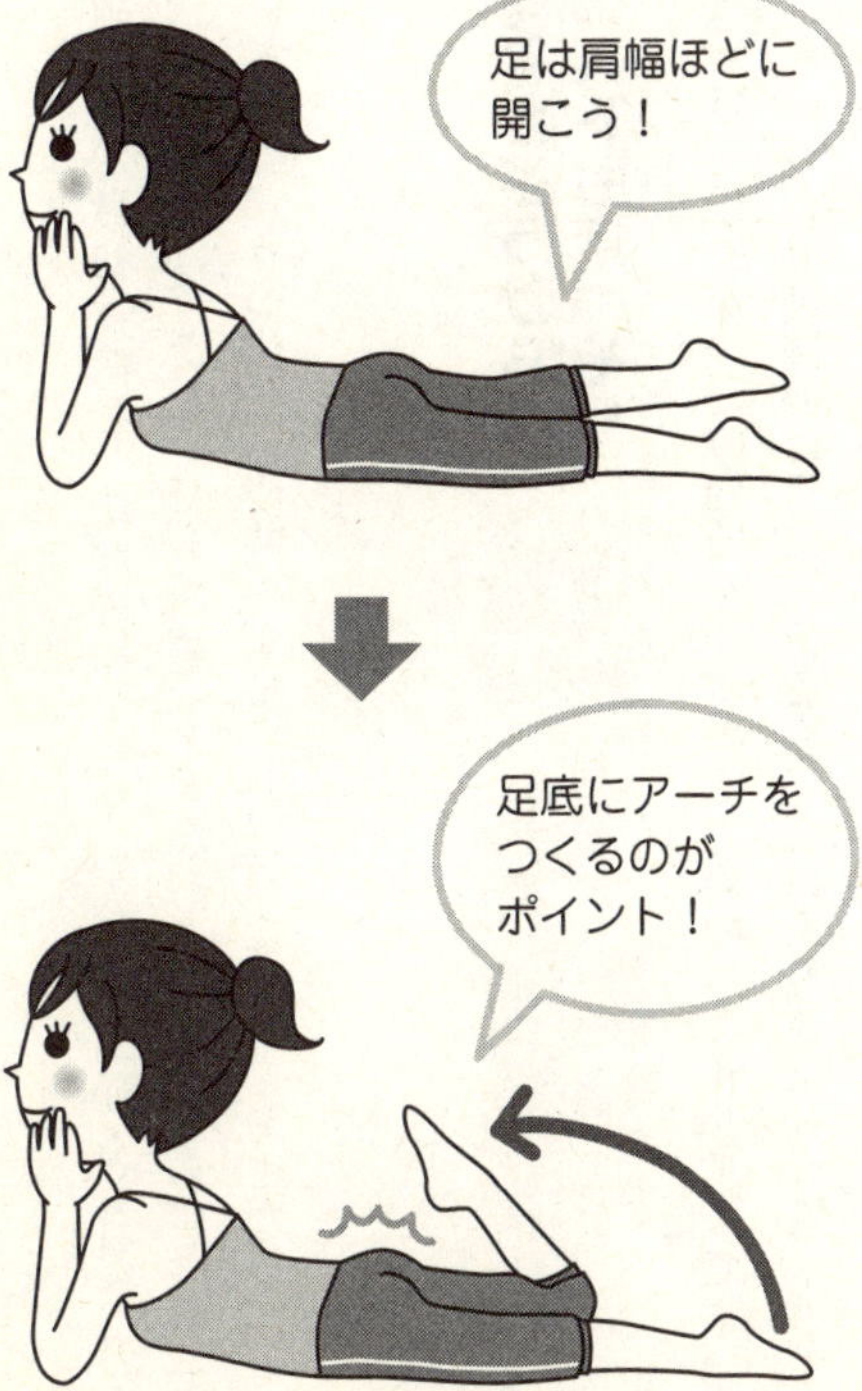

《ポイント》おこなうさいのポイントは2つ。おなかを引っ込めるようにし、伸ばしているほうの軸脚を動かさないことです。

股関節が硬くて、最初はかかとがお尻につかない人もいるかもしれません。その場合は、反動をつけてたたいてもかまいません。上半身をそらすのが「きつい!」という人は、うつ伏せの姿勢のまま「お尻たたき」をおこなってもOKです。

恥骨と尾骨が整うから脚もウエストもほっそり

「お尻たたき」は、硬くなった股関節をゆるめるためのエクササイズです。

〝ゆるめる〟といっても股関節は目に見えるものではありませんから、少しイメージしにくいかもしれませんね。

脚の前面の付け根を意識してみてください。股関節が硬くなっていると、太ももの前面に筋肉がつきやすいということはお話ししましたが、股関節をゆるめるためには、まず、脚の付け根を伸ばすことを意識してみましょう。

さて、お尻をたたいたとき、どこに力が入りますか？　そうですね、脚の付け根と太ももがピ～ンとはる感じがするはずです。そして、もどしたときに、ゆるみます。このピーンとはったり、ゆるめたりをつづけると、太ももがしだいにゆるんできます。その感覚をつかめたら、股関節もゆるんでいると考えていいでしょう。

お尻をトントンたたくことによって、太もも前面の硬い筋肉がゆるみ、脚うら筋にも刺激が伝わります。これがお尻たたきに「脚細効果」のあるゆえんです。硬くなった筋肉は一度ゆるめ、それから正しい筋肉を構築していくことが、正しい筋肉のつき方だということ、覚えておいてください。

また、「お尻たたき」のポイントが、「恥骨」と「尾骨」です。

股関節が硬く、歪んだままでいる人は、恥骨と尾骨の位置が正しくありません。立ち姿勢でいると、その在り処はますますわからないのですが、うつ伏せになると、骨盤に重力がかかって無理なくからだの前面に恥骨が出てくるようになります。それにともなって尾骨は内側に入る。

お尻たたきで、このうつ伏せ状態で得られた恥骨と尾骨の位置をさらに整えていきます。実際に行ってみると、足でお尻をたたいた時に、ウエストから太ももまでの筋肉が伸び、恥骨が出る感じがわかると思います。

恥骨と尾骨が正しい位置に納まることは、すなわち骨盤が正しい形を維持することができるということです（39ページ参照）。横に広がった腸骨が引き締まれば、必然的に腰幅は細くなりますね。

それればかりではありません。ポッコリおなかが解消され、ウエストラインにも〝ほっそり〟の変化があらわれます。

お尻たたきを続けると、恥骨と尾骨が整い、肋骨が上に上がります。

39ページのイラストを見てください。

股関節が歪んでいて前かがみの姿勢が常という人のほとんどは、肋骨の位置が前に傾いています。肋骨と骨盤の間に距離がない状態です。

肋骨が下がっていると、肋骨で囲まれている内蔵が下垂しておなかぽっこり。

それに、肋骨と骨盤の間がないから、ウエストラインにもくびれがない……。

この現実を解消してくれるのが、お尻たたき。肋骨が上がれば、ウエストもしぼれられて、自然にくびれができてくるというわけです。

③「寝てひざ倒し」（最大効果→O脚・XO脚・X脚直し）

「寝てひざ倒し」は、股関節を軟らかくして歪みを改善し、脚の歪みを直してスラリとした美脚を実現するエクササイズです。

「じゃあ、わたしにぴったり。だって、O脚で脚の骨が曲がっているから、それがずっと悩みだったんです」

いえいえ、脚の骨が曲がっている人などいません。〝関節〟が歪んでねじれているのです。「寝てひざ倒し」は歪んだ関節を正しい位置に戻すためのもの。

脚には股関節、ひざ関節、足首の3つの関節があります。股関節に歪みがあると、その歪みに対応しようとひざ関節や足首の関節も歪んでしまいます。ひざ関節を歪めるような歩き方をしている場合も、股関節や足首の関節に影響をおよぼします。

関節の歪みは一朝一夕でできあがるわけではありません。関節の歪みは生活習慣と大いに関係しています。

最近では、イスに座る生活が通例であるからなのか、XO脚（35ページ参照）の人が増えています。

ヒールの高い靴を履くことによって3つの関節のバランスがくずれてしまい、脚が歪んでしまう。そんな若い女性を、街中を歩くと多く見かけるようになりました。

長い年月の生活習慣が脚の関節をゆがめてしまい、歪んだままの形で固まってしまった結果、O脚やX脚、XO脚になったといったケースがほとんど。

歪みを正せば、それらの悩みはいっきょに解決です。しかも、ねじれていた関節が元通りになれば？　骨がまっすぐになって、脚も長くなるのです。

ひざ関節が外側にねじれ、ひざ頭が外側に開いた状態がO脚です。足の裏はこの歪みをキャッチして、重心を外側に置きます。

X脚はその反対です。ひざ関節が内側にねじれています。ひざ頭が中央により、ひざから下が外側に広がっていて、脚の重心は足の裏の内側にかかっている状態です。

XO脚はX脚と同じ関節のねじれがありますが、足裏の重心はO脚と同じ外側です。内側に向かった関節とのバランスをとるために、足の外側に重心を引き戻そうとしているのです。

「寝てひざ倒し」はどのタイプの歪みにも適したエクササイズです。なぜ、歪み方が違うのに同じエクササイズで〝まっすぐ脚〟になるのか。根本にあるのが股関節の歪みだからです。

実際に「寝てひざ倒し」をおこなうと、その理由がきっと、体感できます。

寝てひざ倒し

1 仰向けに寝て、片方の手をおなかの上に、もう片方の手を背中の下にいれます。その態勢から、両脚をそろえてつま先を上に向けます。足指の人差し指と中指に意識を集中して上に向け、かかとをグイッと伸ばすようにします。これが基本姿勢。

2 片方の脚を、足の底を床から離さずに、するようにしてひざを立てていきます。このとき、太ももに力を入れて引き上げるようにしてはいけません。あくまで、足の裏をするように、ゆっくりとひざを曲げていきます。

3 立てた脚をできるだけ寄せたら、立てたひざを脱力させ、パタンと外側に倒します。このときに注意したいことが3つ。ひとつは倒すときに、腰を浮かせないこと。次に、軸脚そのものを浮かせないこと。そして、倒した後、親指以外の4本の指を軸脚の横につけることです。

4 倒した脚は軸脚に沿わせて、ゆっくりと下に伸ばしていき、両脚をそろえ

「寝てひざ倒し」やり方

仰向けに寝て

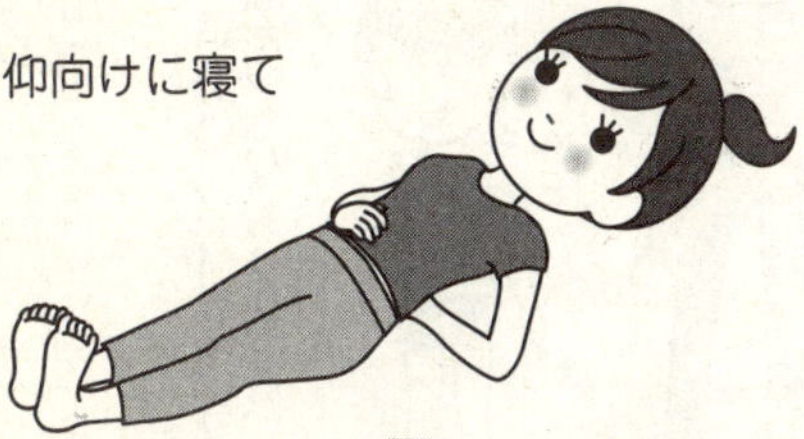

ひざを立てる

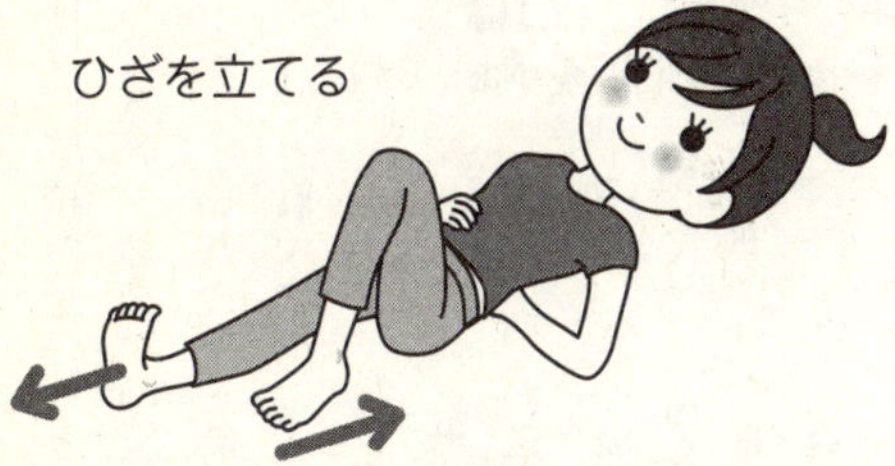

パタンと倒して戻す

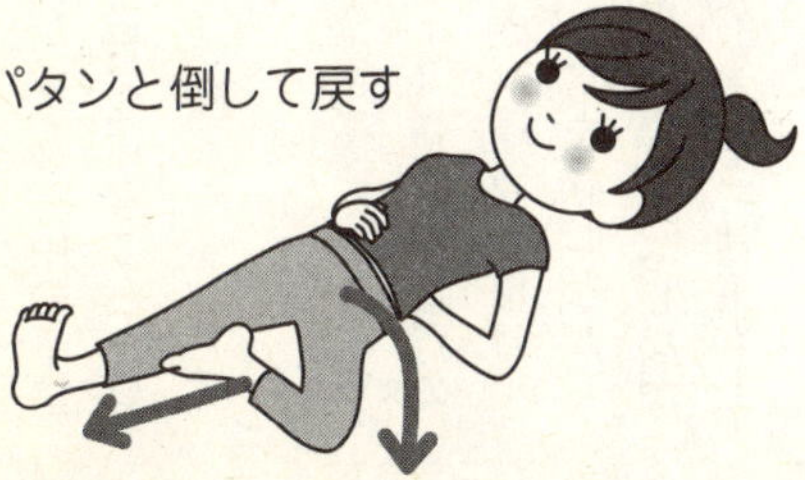

ます。片方の脚が終わったらもう片方の脚も、同じ動作をくり返します。これが1セット。からだが伸び、気持ちがいいと感じるまで、ゆっくりとくり返しておこなってみてください。おなかの上に置いた手と背中の下にいれた手を時々、左右変えることを忘れずに。

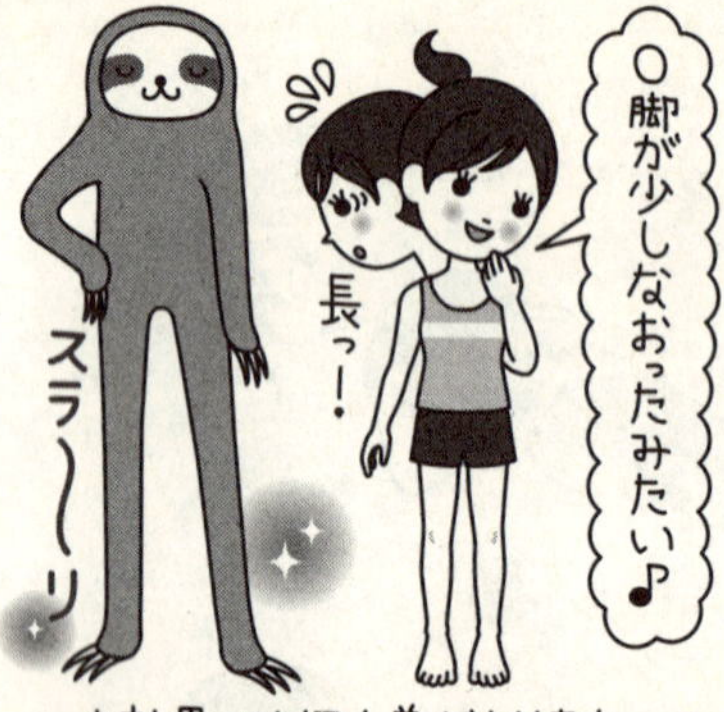

※効果には個人差があります。

このエクササイズは、寝る前にベッドの上でおこなってもOK。からだの縮こまったところがスーッと溶けていくような気持ちよさを感じながら気楽に。からだをゆったり伸ばしながら行えば、負荷もかからず、効果も上がります。

④「恥骨まわし」（最大効果→ウエスト・下腹ヤセ）

股関節1分エクササイズの最後にご紹介するのは、「恥骨まわし」です。

恥骨まわし

1 まずは、直立の姿勢をとってみてください。脚を肩幅より広めの40センチくらいに開き、両手の親指以外の4本の指を脚のつけ根に添えます。これは恥骨の動き、位置を意識しやすくするためです。

2 次に、足の指、特に親指以外の4本の足の指を意識して、上に上げます。すると自然に、体重はかかと側に乗ります。首と背筋を伸ばし、目線を正面に向けて動かさないようにします。

3 この姿勢からひざ裏を伸ばし、おなかを前に出さないように気をつけながら、恥骨を前に出してみましょう。腰を前に出すとおなかが出てしまいますから、腰はなるべく動かさないこと。脚のつけ根に当てた手の感覚を意識しながら、おなかをひっこめてお尻をキュッ。両脚のつけ根に当てた手が少し前に出る感じはありませんか？　そう、それが〝恥骨が前に出る〟感覚です。

4 この感覚を維持しながら、恥骨をまわします。手を当てた脚の付け根をまわすようにすると、うまく恥骨をまわせます。時計回りに円を描くようにくるりと1周。時計の針が3時から9時の位置をまわるとき、つまり後ろに恥骨をまわすときも、ひざの裏側を〝伸ばす〟意識を持ってください。

5 1回転してもとの位置にもどったら、反時計まわりにさらに1回転。これを1セットとして、1分間、ゆっくりとおこないます。回転だけに意識が向かうと上半身が乱れ、太ももに力が入りがちになりますから、意識はあくまで、恥骨（と手を当てた脚の付け根）。ゆったりと行ってください。

「恥骨まわし」やり方

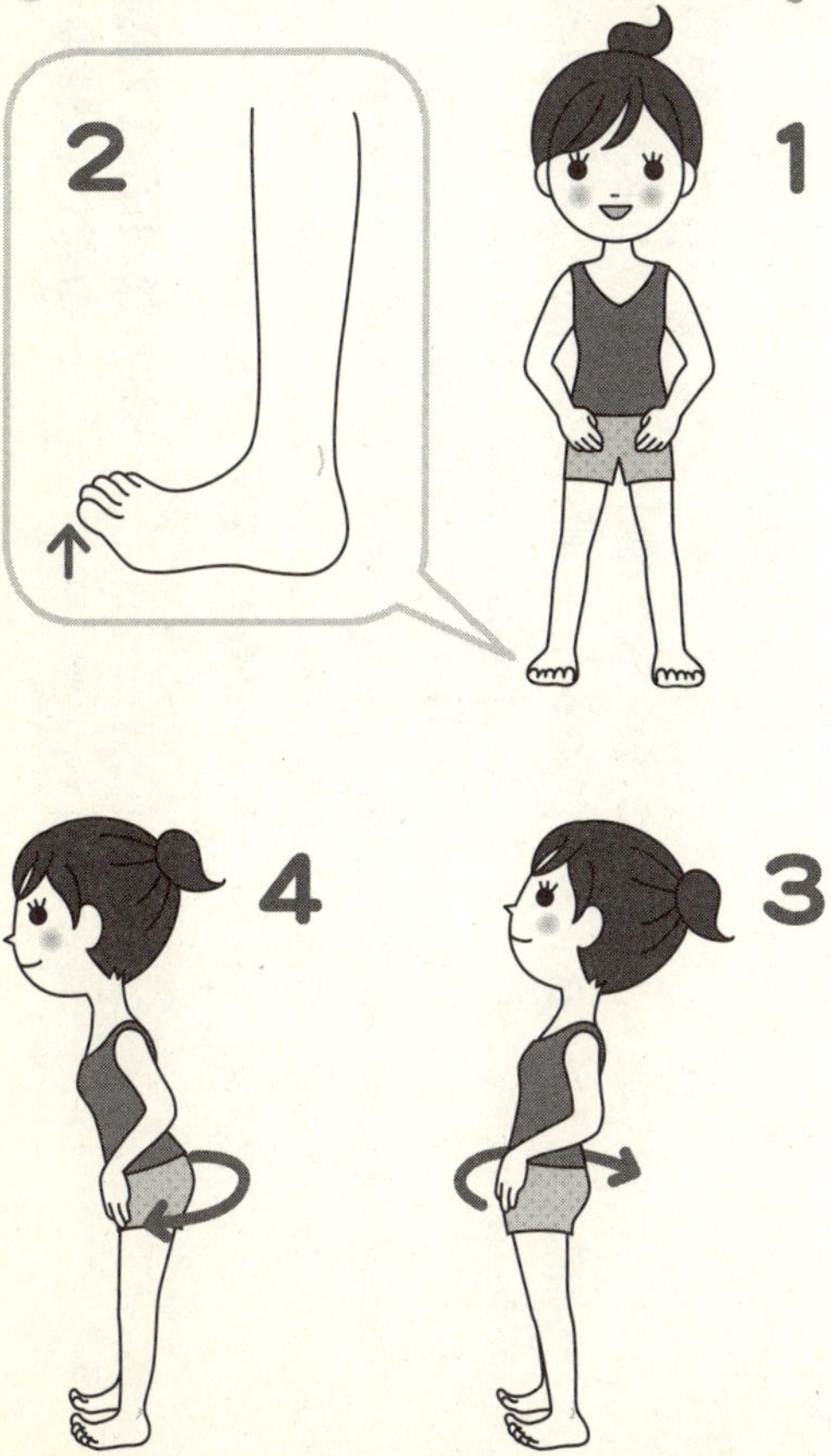

恥骨まわしなら骨盤が最短で締まる！

このエクササイズのポイントは、足の指を上に上げることです。指の動きは、腱から筋肉へと伝道します。硬くなっていればそれをほぐし、正しい位置からズレていれば〝緊張〟となって歪みを教えてくれます。それは同時に、恥骨の在り処を教えてくれることにもつながっています。

人間のからだは無数の骨の組み合わせでできています。それを取り巻く筋肉の数も動き方も、わたしたちが知っているのはほんの一部。だから、「恥骨をまわしてください」といっても、それをからだの動きに結びつけるのは、それほど簡単なことではないかもしれませんね。

でも、いったんその仕組みが理解でき、からだで体感できたなら、下半身やせはすぐ目の前です。

下半身と上半身を結びつけているのは、骨盤です。

32ページでもお話ししましたが、骨盤は〝蝶つがい〟の役目をはたしています。角度や可動性など、すべての条件が整えば股関節はきしむこともなく、納まりに不具合は生じないのです。

「恥骨まわし」は、その蝶つがいの役割を正すエクササイズです。上半身の歪み、下半身の歪み、どちらにも影響をおよぼします。

「えっ、こんなにウエストが細くなるの？」

「以前は、少し歩くと疲れていたけれど、恥骨まわしを続けていたら、持久力がついたのか、疲れが断然少ないんです」

「体重が減ったわけでもないのに、脚がちょっと、細くなった……」

このエクササイズは場所と時を選びません。

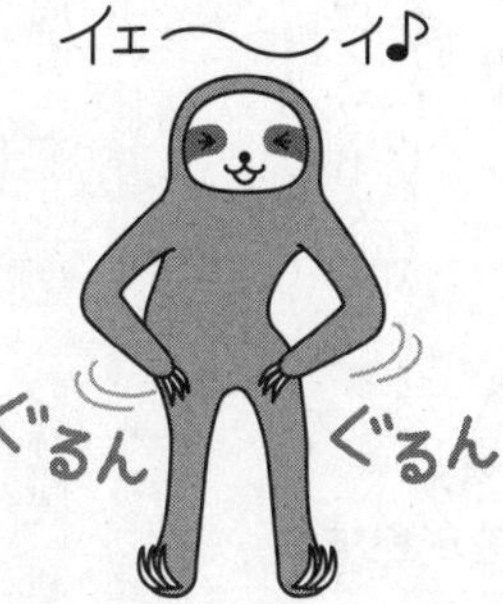

まとまった時間をエクササイズに費やさなくてもできます。たとえば朝。洗面所で歯をみがく1分間や、朝食のパンが焼ける間もエクササイズの時間に利用できます。テレビを見ながらでもできるし、仕事の休憩時間にも、やろうと思えばやれてしまいますね。

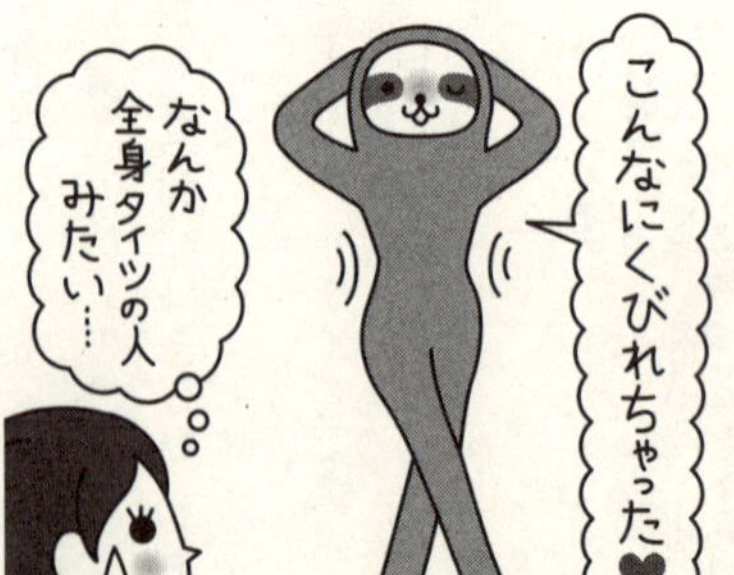
こんなにくびれちゃった♥
なんか全身タイツの人みたい……
※効果には個人差があります。

Part 5

美肌・小顔…
股関節を整えたら、
いいことが
いっぱいついてきた！

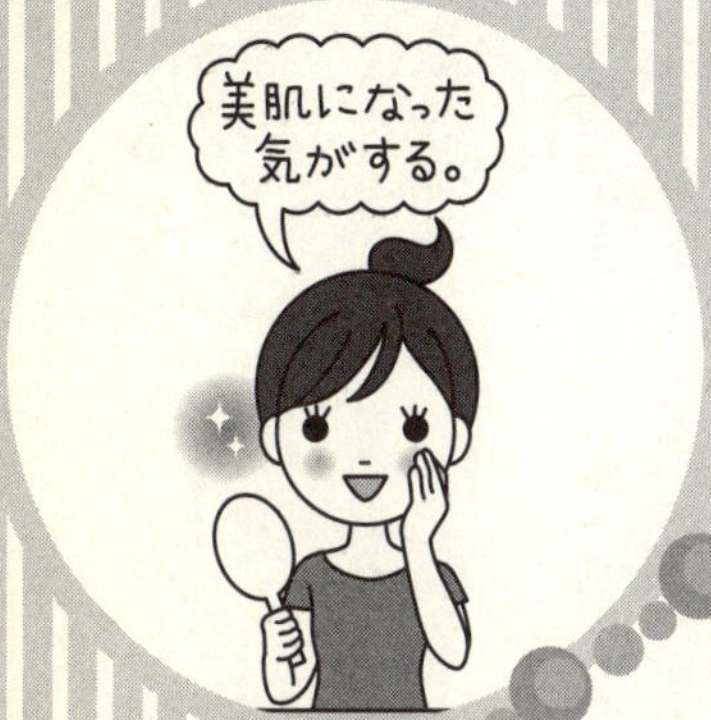

股関節で小顔になる…これは必ず起こる変化です

えらが張っている、顔が大きい、というのも深刻な〝美の悩み〟のようです。「それはそうだけれど、顔の大きさは骨格の問題なのだから、どうしようもないのでは？」

そう考えている人が多いかもしれません。でも、顔の大きさは変えられます。顔が大きい人に共通する特徴として、首が短くて太いということがあります。なぜ、そうなのか？

上半身が2本の脚でバランスよく支えられていないからです。その原因、みなさんはもうおわかりですね。股関節が正しい状態にないからです。

股関節が正しい状態にあれば、骨盤もそれにつづく背骨も、さらに首の骨も頭蓋骨も、真っすぐになります。このとき、首は長くすっきりしています。

でも、股関節がズレていると、骨格に歪みが生じ、上半身をうまく両脚で支えられません。そのため、頭の重みが集中的に首にかかってしまうのです。首は後ろに傾斜しにくいので、首は前かがみになって短くなり、首のうしろによけいな筋肉がついて太くなるというわけです。

股関節を正せば、背骨も首の骨も、頭蓋骨も真っすぐになり、首への負担がグンと軽減されますから、長くすっきりしてきます。首のまわりの筋肉も正常に縦に伸びるため、皮膚が引き締まって首のシワも消えていきます。

とくに頭を上に持ち上げる側頭頭頂筋が発達すると、顔は縦方向に引き締められますから、横に広がって大きく見えていた顔が、ほっそりした卵型に変わってくるのです。

理想的な顔のバランスは「生え際から眉」と「眉から鼻下まで」と「鼻下からあご下まで」が、1：1：1の比率になっていることだとされています。股関節から全身の骨格を正していくことが、その比率に近づくもっとも有効な方法なのです。

首がまっすぐ細く上に伸びて、目力もアップ！

豊かな表情は女性の魅力の大きな要素です。いくら整った顔立ちでも表情に乏しく、沈み込んだ印象を与えたら、魅力は半減、いえ、80％、90％はそがれてしまうのではないでしょうか。

表情の決め手になるのはやっぱり目。目がいきいきしてキリリと輝いていれば、表情はさえます。いわゆる「目力」がある表情ですね。

では、目力の〝源〟は何でしょう。

からだが前かがみになって、首が前に倒れた姿勢を想像してみてください。顔は下向き加減になり、瞼も重たい感じになって、目力は感じられないと思いませんか？

さらに下を向けば頬や下あごもたるみますし、あごに力が入って口角の動きが悪くなります。表情から笑顔が奪われてしまうのです。

一方、股関節ダイエットをおこなって、背骨も首も真っすぐ上に伸びた姿勢になると、顔は上がり、たるみもなくなってあごの力が抜けます。

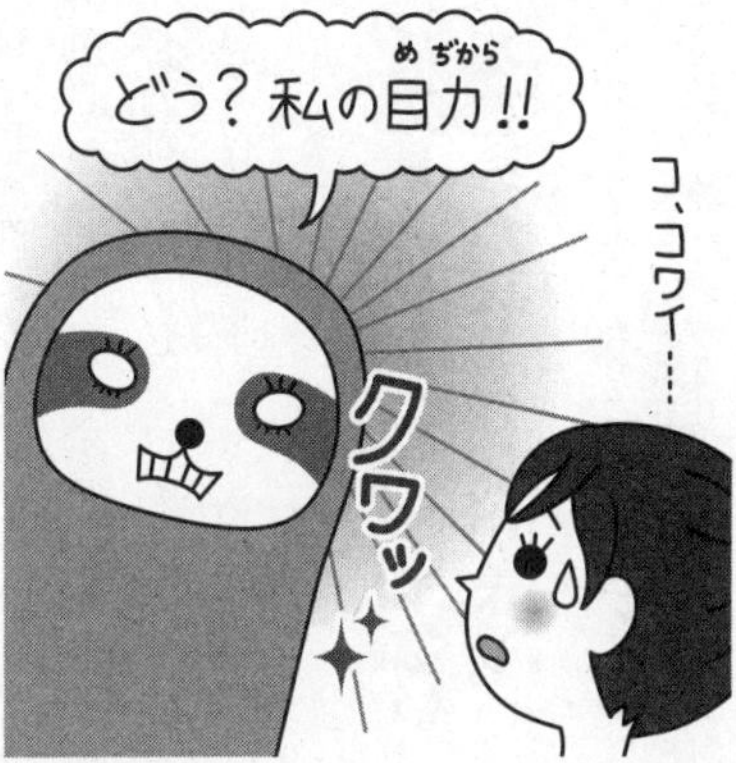

また、首の骨につながっている頭蓋骨も持ち上がり、不思議なことに頭蓋骨が斜め後ろに動きます。そのためアイホールが広がり、目がキリリとなって、グッと目力が出てくるのです。

あごの力が抜けることで口角の動きが自由になり、自然な笑顔ができるようになりますし、表情も豊かになります。背骨や首の骨が真っすぐになると、肩や首の筋肉の負担もへり、余分な力が入らなくなります。

肩や首の筋肉がほぐれてやわらかくなると、そこにつながっている顔の筋肉の動きもよくなり、いきいきした表情が生まれるのです。

目力がアップし、自然な笑顔の豊かな表情になったら、もう鬼に金棒。周囲を思う存分、魅了してください。

バストアップだけじゃない、左右のバストが揃います

バストラインもとても気になるポイントです。

「なんだか、バストが下がってきたみたい……」

そんな〝憂鬱〟は股関節ダイエットで一気に解消しましょう。バストの位置は姿勢と大きくかかわっています。からだが前のめりになった姿勢がふつうになってしまうと、バストはその重みでどんどん下がり横に広がってきます。

前のめりの姿勢になるのは、上半身を下半身がバランスよく支えていないか

ら。バランスがくずれているのは、股関節がズレていて下半身が歪んでいる証拠です。

股関節を整えて下半身の歪みをとれば、下半身が上半身の重みをしっかり支えることができて、背骨から首、頭につづくラインが真っすぐに伸びます。前のめりの姿勢から真っすぐ伸びた姿勢への変化。それがバストアップをもたらします。

背骨が伸びるということは、そこにつながっている肋骨も引き上げられるということです。肋骨はウエストのくびれと密接な関係にあると同時に、バストの位置とも関係しています（39ページ参照）。肋骨が上がるとトップバストの位置が高くなるのです。

さらにアンダーバストにもうれしい変化が起きます。アンダーバストが太くては、きれいなバストラインは望めません。そのアンダーバストの太さを決定しているのも、じつは肋骨なのです。

「ムダな肉がついてきちゃって、アンダーバストのサイズがこんなに……」

そう考えている人は少なくないと思いますが、問題はぜい肉より肋骨にあります。肋骨が下がると骨盤がゆるみ広がります。その結果、バストまわりの肉も下垂して太くなってしまうのです。

股関節ダイエットで背骨を伸ばし、肋骨を引き上げる。それがアンダーバストの〝ダウンサイジング〟に直結します。

色黒の人も色白に…私も体験した不思議な事実

きれいな素肌は女性の美しさをいっそう際立たせます。そのために入念なスキンケアをしているという人も少なくないはず。でも、スキンケアの効果を高めるには、肌がそれを上手に受け入れる状態にあるということが大切です。

肌の状態を左右するのが血液やリンパの流れです。

血液やリンパの流れがスムーズなら、新陳代謝が活発におこなわれ、からだの中の毒素や老廃物もスムーズに排出されます。きれいな肌と新陳代謝が切っても切れない関係にあることは、あらためていうまでもありませんね。

血液やリンパの流れをよくするのは筋肉の動きです。ただし、筋肉は骨のまわりについていますから、骨をよく動かさなければ筋肉の動きは活発になりません。骨がよく動くとは、つまり関節がよく動くということ。骨の動きが悪くなっていると、筋肉の動きも悪くなり、硬くなってしまいます。それが血液やリンパのスムーズな流れを妨げてしまうのです。

骨と骨をつなぐ関節が自由によく動くようにしておく。すると、筋肉がやわらかくなり、動きもよくなって、

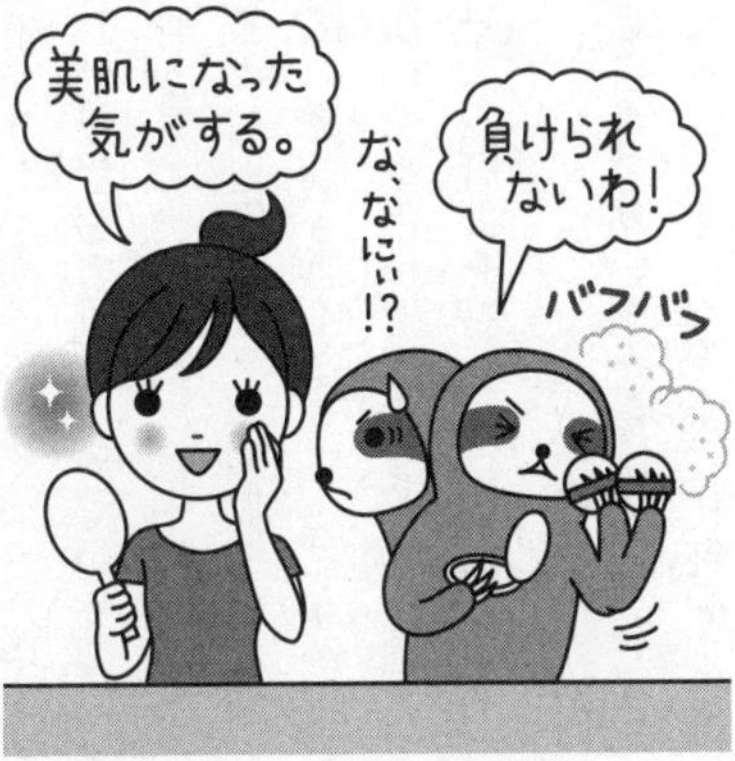
美肌になった気がする。
負けられないわ！
な、なにぃ!?
バフバフ

血液やリンパがくまなくからだ中をめぐるようになります。新陳代謝が促され、きれいな色白の肌になっていくのです。

骨がよく動くためには、関節、とくに股関節が正しく機能していることが重要です。上半身と2本の脚をつないでいる股関節がうまく働かないと、ほかの関節の動きも悪くなってしまうからです。

「肌の質や色は遺伝的な要素が強くて、後天的に変わったりしないのでは?」そんな疑問を持つ人がいるかもしれません。わたしも以前はそう考えていました。

私自身、幼い頃から冷え性（しもやけができるほど）で色黒でした。20代の頃は肌の色をカバーする化粧品をつけないと「どうしたの? 顔色が悪いけれど…」と声をかけられる程でした。カサカサのサメ肌も本当に悩みでした。ところが、股関節ダイエットを指導し、自分自身がまず変わりました。そして、実践してくださったたくさんの人たちの変化を見届けるなかで、考えがまったく変わりました。

実際、股関節ダイエットをつづけるうちに、肌の質も色も見違えるようによくなったというケースが、本当に多いのです。股関節を正しくすれば、色白のきれいな肌が手に入る。いま、わたしは自信を持って言えます。

卵巣ホルモンが整うから ぐんぐん体調が良くなる

「なんとなくからだがだるい。どこか体調がすぐれない」

そんな悩みを抱えている女性は多いのではないでしょうか。これといった原因はないのに体調がよくないというケースでは、ホルモンバランスが影響しているといわれます。

わたしたちのからだでは約40種類のホルモンがつくられ、体調を整える働きをしています。なかでも女性にとって重要な役割をはたしているのが、卵巣ホルモンです。

卵巣ホルモンは体温調節や血液の流れとも関係しているとされ、その働きが悪くなると、女性特有のからだのトラブルの原因になったり、イライラや心の不安を引き起こしたりします。

股関節はこの卵巣ホルモンとも深くかかわっているのです。股関節がホルモンの分泌に関係しているなんて、突飛なことのように思われるかもしれません。でも、股関節と卵巣はきわめて近い位置にあって、股関節の状態が卵巣ホルモンの分泌に影響を与えているのです。

股関節が正しい位置からズレていると、恥骨や尾骨など骨盤全体にもズレが起こります。これらの骨のズレが相乗的に作用して卵巣の働きを妨げ、卵巣ホルモンの分泌を悪くするのです。

ですから、股関節を正して周辺の骨のズレを直すことで、卵巣の機能は改善され、卵巣ホルモンはスムーズに分泌されるようになります。卵巣ホルモンが充分に働くようになり、関連する心身のトラブルが解消。体調はグングンよくなっていくのです。

ウォーキングも運動も股関節を整えてから、が正解です

健康のため、やせるためにウォーキングをしているという人が増えています。たしかにウォーキングはだれでもすぐに取り組める手軽な方法でしょう。でも、ウォーキングの効果を実感するには、条件があるのです。

それは、股関節が正しい位置にあるかどうかということ。股関節がズレたままウォーキングをしていたのでは、せっかくの運動も逆効果にしかなりません。

股関節がズレて硬くなった状態で歩くとどうなるか？

脚の運びがスムーズにおこなえないため、太ももや腰によけいな力が入ってしまいます。太ももが太くなったり、腰を痛めたりするということになりがちなのです（特に5kg以上太ってしまった女性は要注意）。

正しい歩き方では足底に均等に力が入ることが大切ですが、股関節がズレて

いると、均等に力が入らず、からだの軸がブレてお尻が左右に揺れる歩き方になってしまいます。

股関節が歪んで脚の付け根が太くなり、血流も悪くなると、代謝が落ちるため、やせるどころか、かえって太りやすいからだになるのです。

ウォーキングをするなら、まず、股関節を正すのが先決です。股関節が正しい位置にあってはじめて、よけいなところに力が入らず、足底にきちんと均等に力がかかって、血流を促し、代謝を高めるウォーキングができるのです。

もっとも、股関節ダイエットを実践することで、ウォーキング以上のやせる効果があるということは、ぜひ、知っておいてくださいね。

Part 6

10キロやせた！
お尻が8㎝高くなった！
体験したみなさんから
たくさんのうれしい
コメントをいただきました！

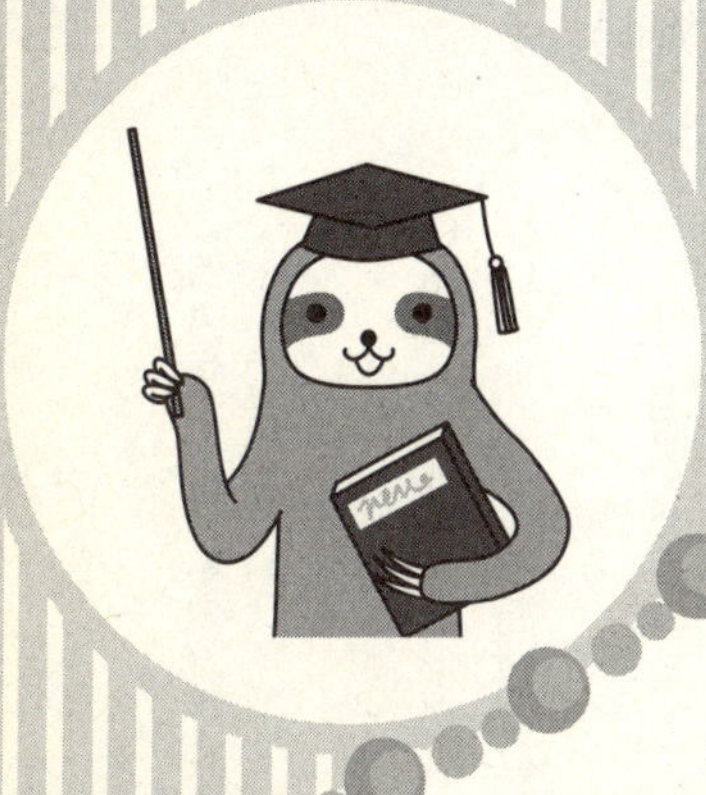

両ひざ20㎝も離れていたO脚が1カ月半でくっつきました！

（西山洋子さん＝仮名、21歳・東京都）

真っすぐ伸びた脚への憧れ。子供のころからO脚といわれる脚の形だったわたしは、ずっとそんな思いを抱いていました。プロポーションの問題だけではありません。足の裏の重心が外側にかかるため、靴の外側が減り、歩くとすぐに疲れ、足先がほっそりした靴を履いたりすると、足が痛くなるのです。

なんとかO脚を直したいとさまざまな情報を集めましたが、「これだ！」と直感したのが、南雅子先生が指導されている「ひざ裏たたき」でした。簡単にできて、わたしにもつづけられそうなところが、いちばんの魅力でした。

床に座り、前に投げ出した脚を、片足ずつ曲げ伸ばしして、ひざ裏で床をたたくという、シンプルなエクササイズですが、ポイントを押さえながら実際にやってみると、案外、キツイ。でも、そのキツさが効果につながるのだと信じ、励みにしてつづけました。

エクササイズやダイエットをはじめて、気になるのはやっぱり変化です。わたしも毎日、入浴後に鏡に脚を映してチェックしていました。すると、ほぼ1週間で「おっ、変わってきたぞ」という実感があったのです。

O脚はひざ関節が外側を向いてつかないのが特徴ですが、2週間後にはひざが正面を向くようになっていました。また、15～20㎝はすき間があった両ひざが、1カ月経つ頃には5㎝ほどに狭まり、1カ月半後にはつくようになったのです。真っすぐな脚に近づいている確信が持てました。同時に太もも、ふくらはぎ、足首が細くなっていることにも気づいたのです。

歩いても疲れ方が以前と全然違ってきたのは、O脚が改善された証拠だと思います。もう一つ、鏡のチェックで発見したことがあります。ヒップが8㎝もアップしたのです！　このエクササイズにはスタイルをよくする効果があると聞いていましたが、まさか、これほどまでとは思いませんでした。

体重10キロ減に成功！どこでも簡単にできるのが良かったです

（水島典子さん＝仮名、33歳・東京都）

20代後半から太り始め、60kg（身長160cm）の大台に乗ってしまったのは30歳のときでした。見た目の問題も当然ですが、さすがにからだの重さを感じるようになり、ダイエットに取り組む決心をしました。

雑誌で見た「骨盤の歪みを正してやせる」という表現に惹かれて、訪ねたのが南雅子先生のサロンです。そこで指導していただいたのが「股関節エクササイズ」。そのなかでとくにわたしに効果があったのは「恥骨まわし」でした。

股関節を整え、骨盤の歪みをとるエクササイズですが、実践するようになって3カ月くらいから体重が落ち始め、1年後には10kgのダイエットに成功したのです。どこでもできるため、自宅はもちろん、オフィスのトイレでもおこな

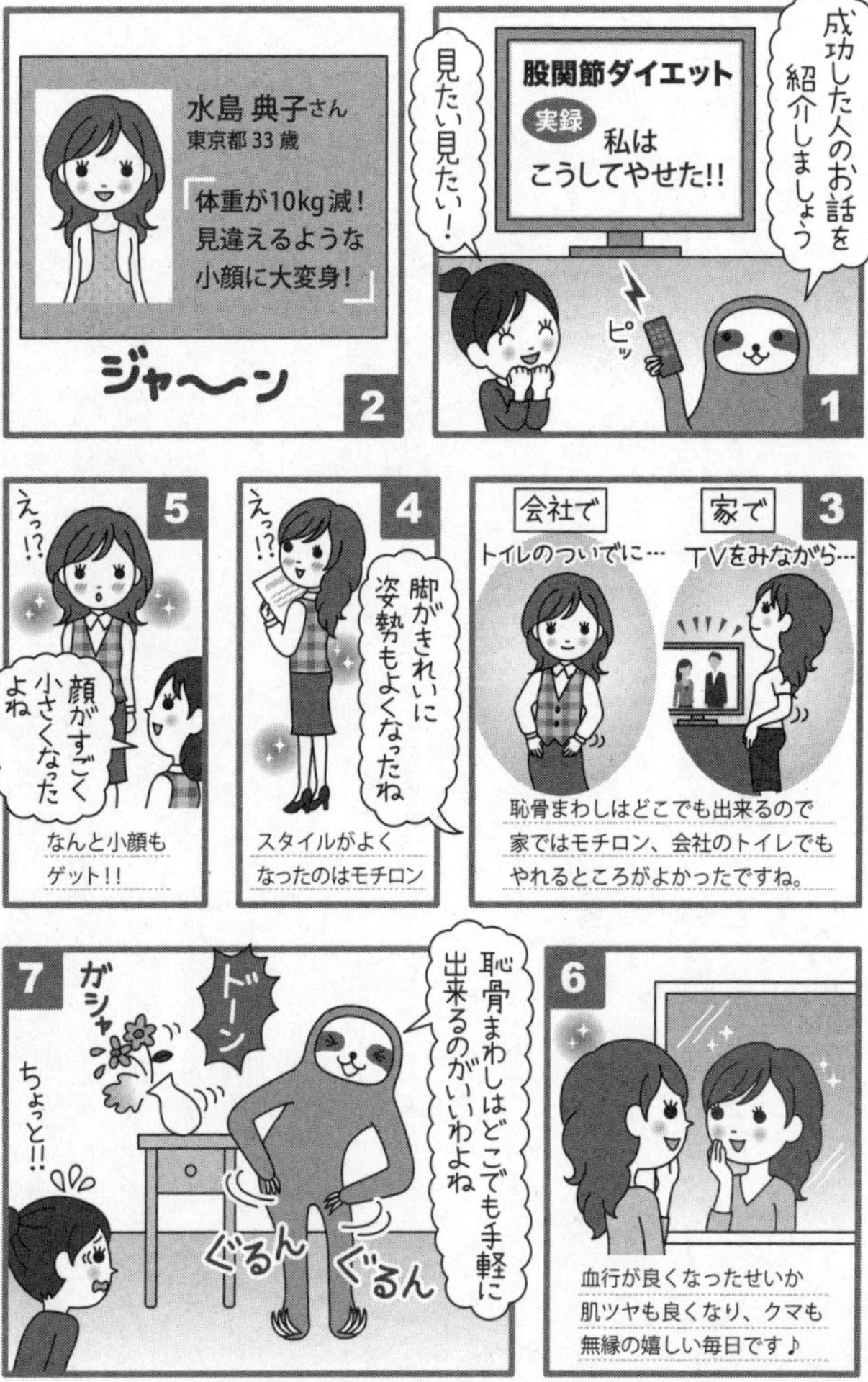

成功した人のお話を紹介しましょう
見たい見たい！
股関節ダイエット
実録
私はこうしてやせた!!
ピッ
1
水島 典子さん
東京都 33 歳
「体重が10kg減！見違えるような小顔に大変身！」
ジャ〜ン
2
会社で
家で
トイレのついでに…
TVをみながら…
恥骨まわしはどこでも出来るので家ではモチロン、会社のトイレでもやれるところがよかったですね。
3
えっ!?
脚がきれいに姿勢もよくなったね
スタイルがよくなったのはモチロン
4
えっ!?
顔がすごく小さくなったよね
なんと小顔もゲット!!
5
血行が良くなったせいか肌ツヤも良くなり、クマも無縁の嬉しい毎日です♪
6
恥骨まわしはどこでも手軽に出来るのがいいわよね
ドーン
ガシャ
ちょっと!!
ぐるん ぐるん
7

うようにしたのが、これほどの成果が上がった理由のひとつだと思います。

このエクササイズのすごいところは、ダイエット効果だけではなく、からだのさまざまな部分が変わっていくことです。わたしの場合は、首から肩のラインがすっきりして、脚が真っすぐ伸びるようになり、お尻の位置がアップしました。また、首が長くなって立った姿勢がきれいになっています。

同僚や友人など周囲の人たち何人にも「変わったね」と言われたものです。広がった骨盤が狭くなり、全身の骨格が正しく整ったことで、よぶんなぜい肉が落ち、必要な筋肉になった結果だというのが、先生の説明でした。

もう一つ、よくいわれるのが、「顔がすごく小さくなったね」ということ。たしかに、鏡を見るとあごから頬にかけてのラインが、見違えるようにシャープになっていることがわかります。

骨盤の歪みがなくなると血液やリンパの流れもよくなるということですが、実際、肌のツヤもよくなって、すぐにできていたクマとも無縁になっています。

太もも、ウエストがすっきり。憧れのファッションが着れて大感激！

（大下由紀子さん＝仮名、27歳・東京都）

ダイエットをして一時的にはやせても、リバウンドでさらに太ってしまう。10代の頃からその繰り返しでした。体重が一気に10kg以上も増えたのは、2年ほど前。完全なぽっちゃり体型になり、着たい洋服が着られなくなりました。

からだのラインがはっきり出る洋服はいっさいだめ。太ももが露《あらわ》になるスカートも恥ずかしくて履けません。ほんとうはかわいらしいファッションが好きなのに、ショップに行くとどうしたら体型を隠せるかを最優先するしかなく、ルーズなものばかりを選ぶというふうだったのです。

南雅子先生を知ったのはそんなときでした。早速、サロンに出かけてみると、先生にわたしの下半身太りの原因は、脚がXO脚になっているためだと指摘されました。その歪みを正せば、体型は必ず変わるという先生の言葉に勇気づけられて、「ひざ裏たたき」に取り組むことにしたのです。

わたしの場合、左側に歪みがあるということで、左のほうの回数を少し多めにするようにしました。エクササイズは音楽を聴きながらするようにしていたので、いつも楽しい気分でできました。これ、おすすめですよ。

最初に変わったのは背中。よぶんなぜい肉が落ちてすっきりとし、ブラジャーのアンダーバストが1サイズ下がったのです。ぼてっと垂れ下がっていたヒップも引き締まって、トップの位置が5㎝もアップしました。

「よし、あとは太もも!」。気持ちも乗ってきて、エクササイズもさらに楽しくなっていきました。始めてから3カ月経ったいまでは、パンパンだった太ももがすっかり細くなり、立ったときくっつかないまでになっています。

先生がおっしゃったとおり、からだのバランスが整って体重も3・5㎏以上減り、会う人ごとに「やせたね」といわれます。お気に入りのファッションが着られるようになって、毎日、ハッピー気分で過ごしています。

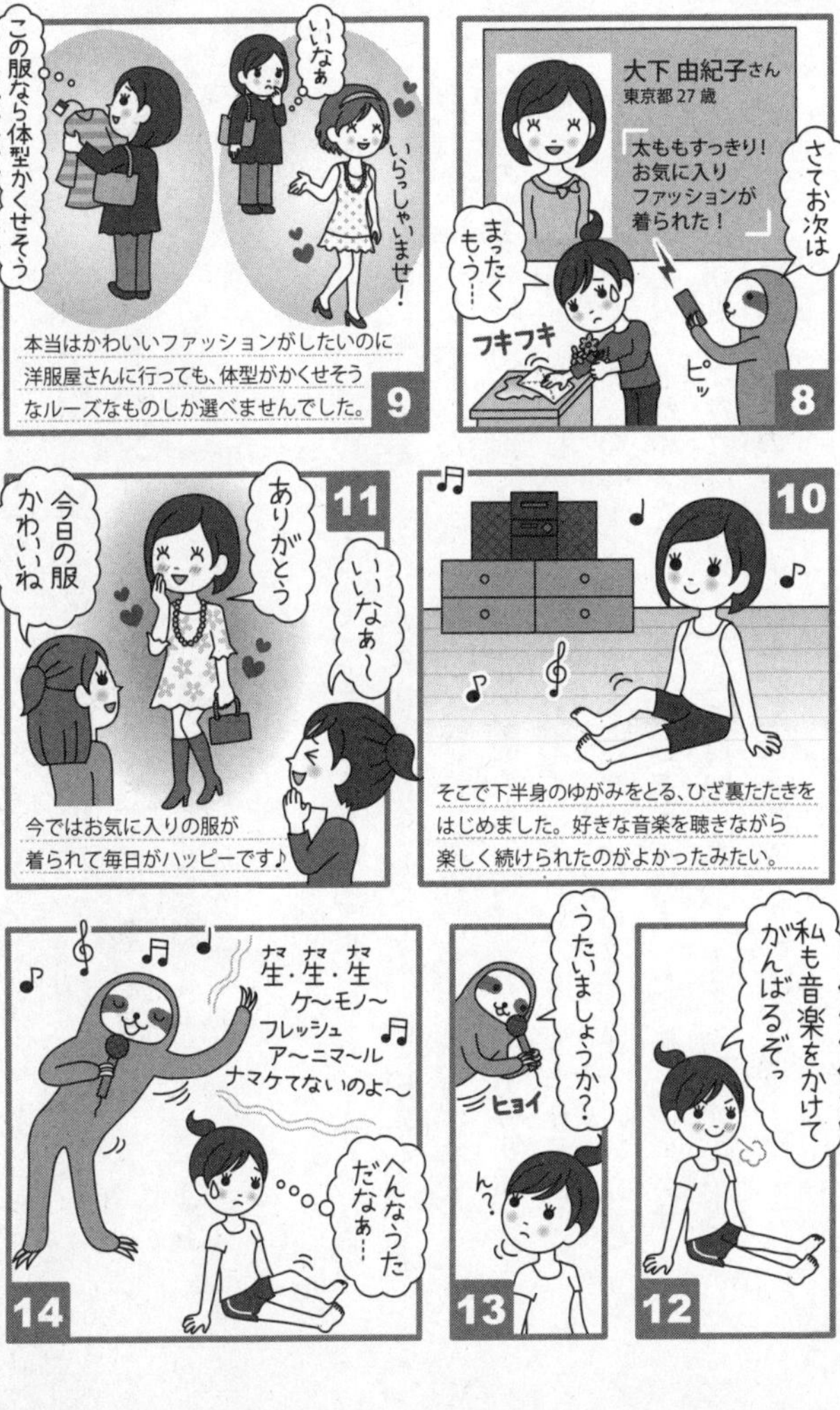
さてお次は
大下 由紀子さん
東京都 27 歳
「太ももすっきり!
お気に入り
ファッションが
着られた!」
まったく もう…
フキフキ
ピッ
いいなぁ
この服なら体型かくせそう
いらっしゃいませ!
本当はかわいいファッションがしたいのに
洋服屋さんに行っても、体型がかくせそう
なルーズなものしか選べませんでした。
そこで下半身のゆがみをとる、ひざ裏たたきを
はじめました。好きな音楽を聴きながら
楽しく続けられたのがよかったみたい。
いいなぁ~
ありがとう
今日の服 かわいいね
今ではお気に入りの服が
着られて毎日がハッピーです♪
私も音楽をかけて がんばるぞっ
うたいましょうか?
ヒョイ
ん?
生《ナマ》・生《ナマ》・生《ナマ》
ケ~モノ~
フレッシュ
ア~ニマ~ル
ナマケてないのよ~
へんなうた だなぁ…

52キロ↓46キロ（身長160㎝）減量して憧れのウエディングドレス・シルエットを実現！

（山本美樹さん＝仮名、24歳・東京都）

1日中座りっぱなしの仕事なので、どうしても運動不足になり、太めの体型。とくに下半身にぜい肉がついているのが悩みのタネでした。「この太ももとお尻、なんとかならないかなぁ、ふぅ〜」。鏡を見るたびにため息が出ました。

その悩みの解消に真剣に取り組む決意を固めたのには、わけがあります。結婚式です。当日、わたしが着たかったウエディングドレスは、下半身が絞られたデザイン。そのままの体型ではせっかくのラインも台なしです。

南雅子先生のアドバイスで「ひざ裏たたき」を始めました。難しいエクササイズを何種類もしなければならないのとは違い、座ってリラックスしながらできるところに惹かれたのです。だれもが効果を実感しているのも魅力でした。

わたしも始めてすぐにそれを実感することになりました。「あっ、脚が軽い」。ホントにそんな感じでした。太もものセルライトがなくなり、引き締まってほっそりしてきたのです。脚全体もスラッと長くなった気がしました。お尻も小さくなってトップの位置が上がっていました。体重計に乗ると6kgも減っていました。「ひざ裏たたき」に取り組んでから4カ月目のことです。

結婚式では念願のドレスのラインを崩さず、着こなすことができました。「素敵なドレス、似合っているわよ！」。そんな友人たちの声がとても心地よかったのを覚えています。

「結婚前の女性は、エクササイズに集中できて、本当に良い結果がでるんですよ」。南先生のお話で、あらためて目的意識を持つことが大切なんだなぁ、と思いました。

結婚後は、食べないことが多かった朝食もしっかり食べるようになりましたが、「ひざ裏たたき」をつづけていることで、体重は挙式時と同じ46kg（身長は160㎝）をキープのままです。

お尻の高さが8㎝もあがりました。しかも便秘が治ったんです！

（上杉美知代さん＝仮名、38歳・東京都）

長年、腰にトラブルを抱えていて運動らしい運動をしてこなかったせいか、おなかから下半身にかけて太りはじめたのが悩みでした。腰に負担をかけずに、なんとかやせるための運動ができないか、と雑誌などで探していて出会ったのが、南雅子先生の「股関節ダイエット」だったのです。

エクササイズを始めたときのわたしは、太ももの筋肉が硬くなり、下半身全体の筋肉も関節も固まってしまっていて、骨盤にも歪みがあるという状態でした。それが腰痛の原因にも、太りやすさの原因にもなっていたのです。

その改善のために、中心的におこなったエクササイズが「ひざ裏たたき」でした。意識したのはおなかを引っ込めながらおこなうという点。それがよかったのでしょう、最初におなかが引き締まってきたのです。同時にお通じがよくなったのも、うれしい変化でした。
「あら、こんなにゆるくなってる」。それまで太ももの部分がきつかったパンツが、スッと履けたのは、エクササイズを始めて1カ月ほど経った頃です。あきらかに太ももが細くなっていました。手でさわっても筋肉がやわらかくなっているのがわかりました。

もっと大きく変わったのがお尻でした。肉がだぶついて下がっているのが気になっていたお尻が、キュッと小さくなり、しかもトップの位置がなんと8㎝も上がったのです。足の底、ひざの裏、太ももの裏の筋肉が鍛えられたのが、驚異的なヒップアップの理由だそうです。

顔の表情も以前とは違うようで、久しぶりに会った人には「すごく小顔になったね」といわれます。たしかに、たるみは消えています。長く悩まされてきた腰痛も、この頃はほとんど出ることがありません。

「プロポーションが別人だな」夫のほめ言葉を嬉しくかみしめる毎日

（林利枝さん＝仮名、45歳・東京都）

「背中が丸い」。周囲からそう言われることもよくあって、姿勢が悪いことは意識していました。背筋を伸ばすようにしているつもりでも、街を歩いていてお店のウィンドウを見ると、首も肩も前に出た猫背の自分が映っているのです。「本気で姿勢を直さなくては……」と考えて訪ねたのが、南雅子先生のサロンでした。それまでは姿勢はあくまで見かけの問題だとばかり思っていたわたしでしたが、先生のお話から、健康への影響も小さくないのだということを知りました。ポッコリ出ているおなかは腸の吸収も悪い。わたしの場合、それは年齢のせいではなく、姿勢や歩き方がよくないことが原因だと指摘されたのです。先生に教えていただいたのが「股関節ダイエット」でした。そのエクササイズの中で、うまくできなかったのが「ひざ裏たたき」。悪い姿勢をつづけてきたことでXO脚になっていたため、ひざの裏が伸び切らないのです。いままでは、できないと諦めてしまうことが多かったのですが、今回はうまくできないなりに一所懸命に取り組めました。「このエクササイズは信頼できる」。そんな確信があったからです。

実際、つづけるうちにひざもきちんと伸びるようになり、硬くなっていた首や肩も柔軟になってきました。気がつくと、XO脚が改善され、前のめりだった姿勢も、真っすぐになってきたのです。

驚いたのはこの年齢で身長が伸びたことです。首から肩、背筋が真っすぐになって、2cmも身長が高くなったのです。信じられないような思いでしたが、先生によれば、このエクササイズに取り組んでいる人には珍しくないことなのだそうです。出ていたおなかもすっかりへこみ、ウエストがすっきりして、洋服のサイズが9号から7号になりました。「プロポーションがまるで別人になったね」。夫のほめ言葉にもっときれいになりたいと頑張れるのです。

この年齢からでも背中とお尻のラインが変わるなんて驚きです

（村井みどりさん＝仮名、52歳・東京都）

以前から〝股関節〟への意識はありました。というのも、若い頃から股関節が硬く、何かの動きをした拍子に股関節がきしむような感じがして、痛みをともなうことがあったからです。ですから、本で南雅子先生が股関節の歪みを正すエクササイズを提唱されていることを知ったとき、迷わず「指導を受けてみたい」と思いました。

教えていただいたエクササイズのうち、毎日、取り組んだのが「恥骨まわし」です。入浴後をエクササイズ・タイムと決め、鏡の前で欠かさずつづけていますが、ボディラインにめざましい変化が起きています。背中と脇腹についていたぜい肉が剥がれるように落ち、背中のラインがすっきり。大きいのが気になっていたヒップも、グッと締まって小さくなったのです。パンツを履くとはち切れそうになっていたお尻と太ももの部分も、いまは余裕があるほどです。「年齢も年齢だし、ここはもうどうしようもないな」と考えていたおなかも、エクササイズを重ねるうちに、少しずつへこんできて、はっきりウエストのくびれがわかるようになっています。

先生から、「バストもきれいに豊かになりますよ」と伺ったときは、半信半疑だったのですが、その言葉どおり、バストも大きくなったのです。想像を超えるボディラインの変貌には、自分自身驚くばかりです。

エクササイズを始める前は、首も肩も前に出て、うつむき加減で歩いていたため、元気がない印象を与えていたようですが、「恥骨まわし」のおかげで、背筋も首も伸びた姿勢になり、そんな印象は完全に払拭できたと思っています。

正直、股関節がこれほどまでからだのあちこちに大きな影響を与えているとは思いませんでした。でも、いまは一転の疑念もなし。このエクササイズはわたしの最高の美容法、健康法です。

ナマケモノでも
続けられる！
股関節
1分ダイエット

Part 7

もう二度と太らない！股関節美人になるためのコツ

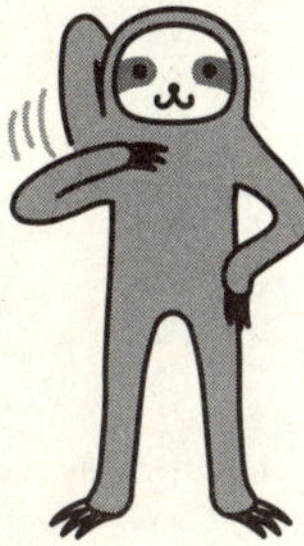

この「股関節習慣」で悪いクセを今、断ち切る！

日常生活でのわたしたちの行動、動作は習慣的なものになっています。

たとえば、立つということにしても、無意識のうちにいつも同じような立ち方になっているのです。でも、それが股関節にとって悪い立ち方だったとしたら？

せっかく股関節ダイエットで股関節を正しく整えても、そんな習慣のなかで、また、股関節が歪むということにもなりかねません。

悪い習慣やクセは日常から一掃しませんか？

そして、股関節にとっていい習慣、クセに切り替えましょう。それが股関節美人に向けて大きな加速をつけることはいうまでもありません。

まず、股関節にいい「立ち方」です。

股関節にいい立ち方

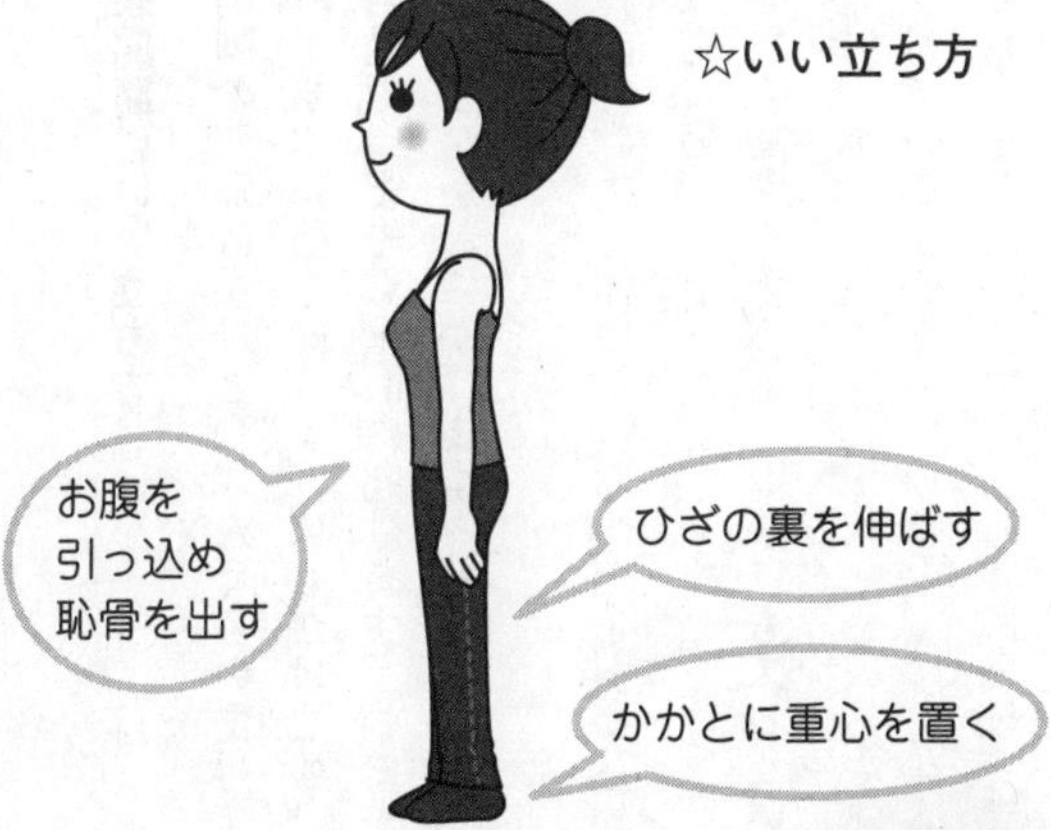
☆いい立ち方
お腹を
引っ込め
恥骨を出す
ひざの裏を伸ばす
かかとに重心を置く

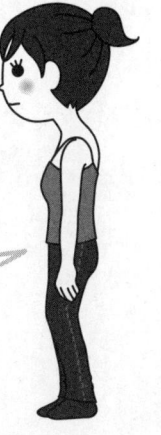

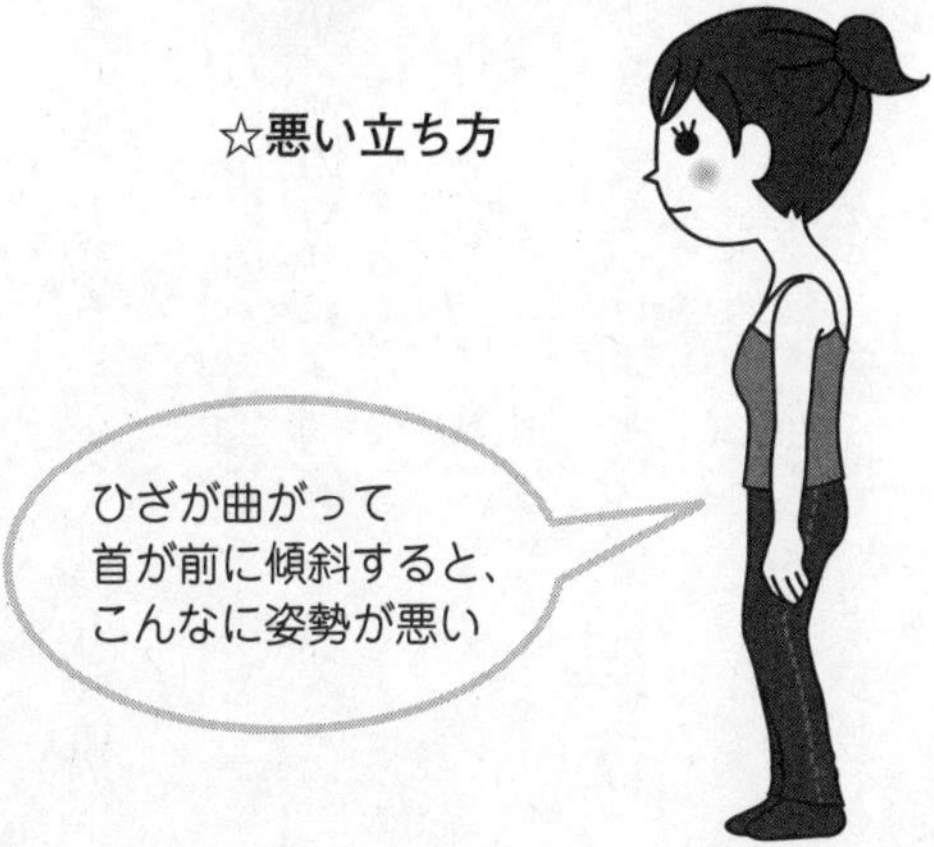
☆悪い立ち方
ひざが曲がって
首が前に傾斜すると、
こんなに姿勢が悪い

股関節にいい立ち方

両脚の間隔は拳ひとつぶんくらいあけます。ひざの後ろに力を入れ、ひざ頭が真っすぐ正面を向くように心がけます。

両足のつま先も正面に向けます。つま先が八の字に開いてはだめ。重心をかかとにかけます。首が前に出たり、前のめりになったりしないよう注意。

脚の付け根を伸ばし、おへそを引っ込め、肋骨を引き上げることをイメージしましょう。

両肩の高さをそろえ、前後にもズレないように気をつけましょう。首は真っすぐ上に伸ばします。

立っている姿勢を見ていると、多くの人が左右どちらかの脚に重心がかかった立ち方をしています。これは股関節を悪くするばかり。つづけていたら、股関節が歪むのは必至です。

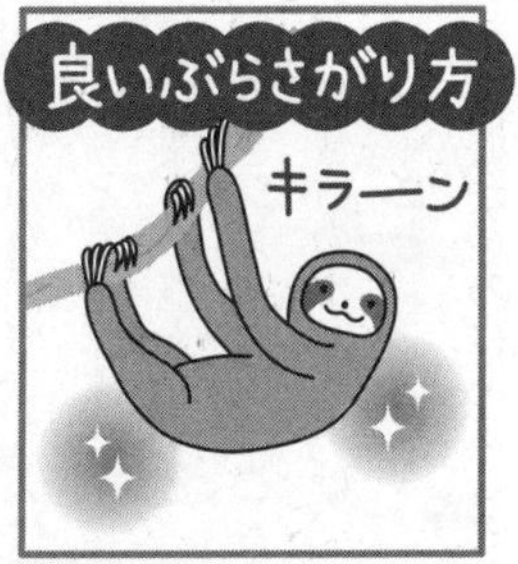
良いぶらさがり方
キラーン

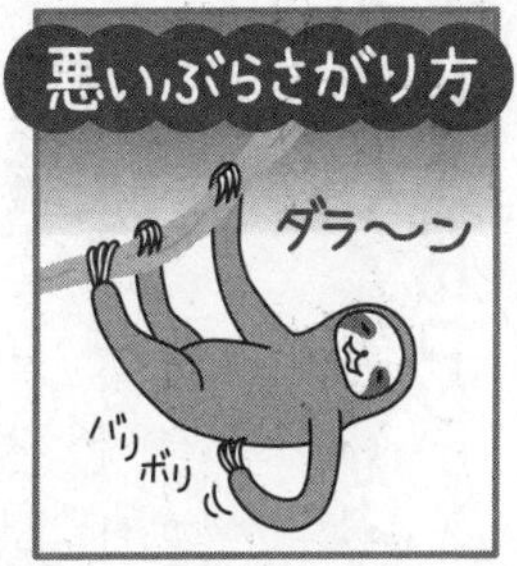
悪いぶらさがり方
ダラ〜ン
バリボリ

左右の脚をクロスさせて立つのも同様。気がついたらすぐ変えられますよね。

股関節にいい立ち方のいちばんのポイントは、かかとにしっかり重心をかけること。前のめりになったり、ひざを曲げたりしてはいけません。

かかとに重心がのっていると、脚の裏側、つまり、ふくらはぎの裏、ひざの裏、太ももの裏などの筋肉が発達して伸びてきます。

そのため、地面に対してからだを真っすぐ伸ばして立つことができるようになります。

意識して欲しいのは脚の前面の付け根、恥骨、お腹、みぞおち、首です。

付け根は充分に伸ばし、恥骨は前に出す。お腹を引っ込め、みぞおちを上げ、首を真っすぐ上に伸ばす。意識するといっても堅苦しく考えることはありません。

付け根を伸ばすイメージ、恥骨を前に出すイメージ……を頭のどこかにちょっと持っていればいいのです。

どんどん姿勢がよくなる歩き方のコツ

最近の女性の歩き方は軽くさっそうと歩ける人20%、重く疲れて歩いている人80%という印象です。それは股関節に問題があるから。

股関節が整うと美しい歩き方ができますし、歩くことで股関節をいつもベストポジションに保つこともできるのです。

歩き方のポイントは、かかとにしっかり体重をかけ、いつも重心を後ろにしておくこと。

重心が後ろにあることによって、恥骨が前に出ておなかを引っ込めやすくなり、からだが美しく真っすぐ上に伸びます。

足は第2の心臓といわれているのをご存知ですか？

足は血液を心臓に送り返すポンプのような働きをしていることからそういわれるのですが、その第2の心臓の機能を高めるのは正しく歩くことなのです。

かかとが着地したときには、血管が収縮して、指先で地面を蹴るときには、血管は広がって血液はポンプのように流れるのです。

足底に力を入れて、かかと、土踏まず、指先の順に体重を移していくと、ポンプは充分に働き、からだの血流がよくなります。

ところが、ひざが曲がっていたり、足底にきちんと力が入っていなかったりすると、血流がうまく促されません。

もちろん、股関節にいい歩き方は、血流を促すという点でも申し分なし。背骨から首まですっきりと伸びますから、見た目にも颯爽としていて「美しい」と感じさせます。

股関節にいい歩き方

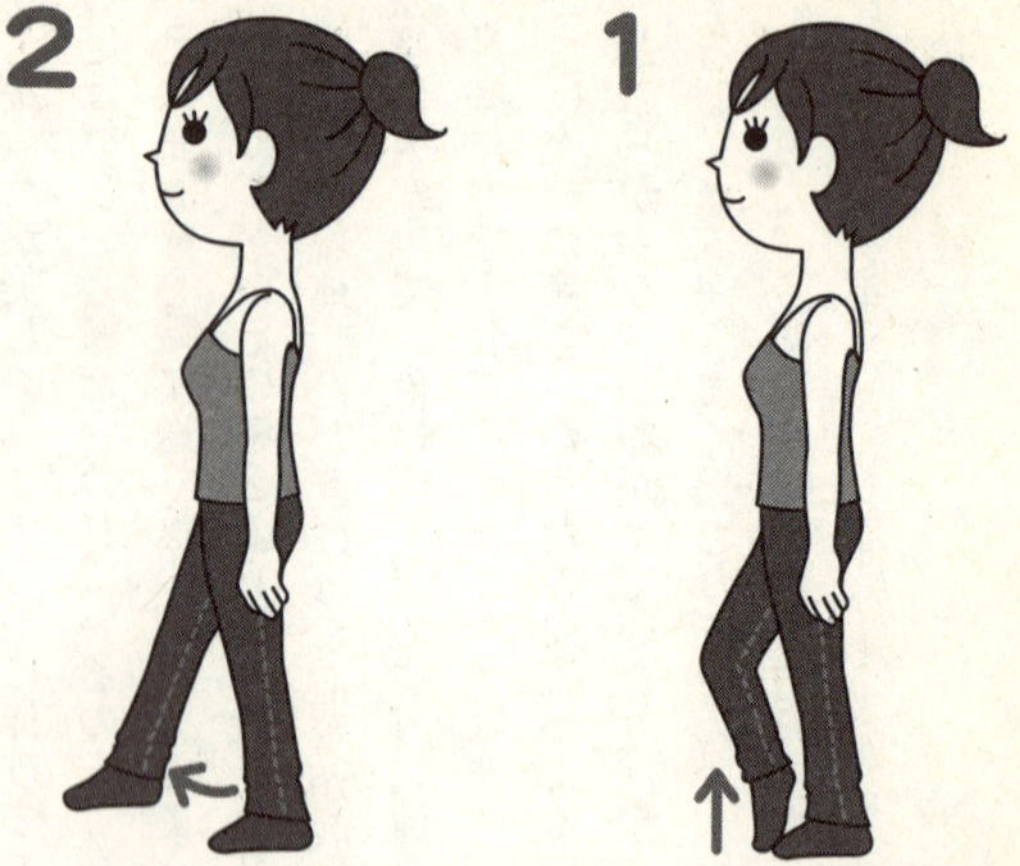

股関節にいい歩き方

1 前項の股関節にいい立ち方から、ひざの裏、太ももの裏で体重を感じるようにした後、脚を上に引き上げます。

2 引き上げた脚を前方に振るように出します。

3 かかとから着地します。体重はまだ後ろの脚にかかった状態をキープ。後ろ脚と床が直角になり、両脚と床が直角三角形になるようなイメージを描きましょう。

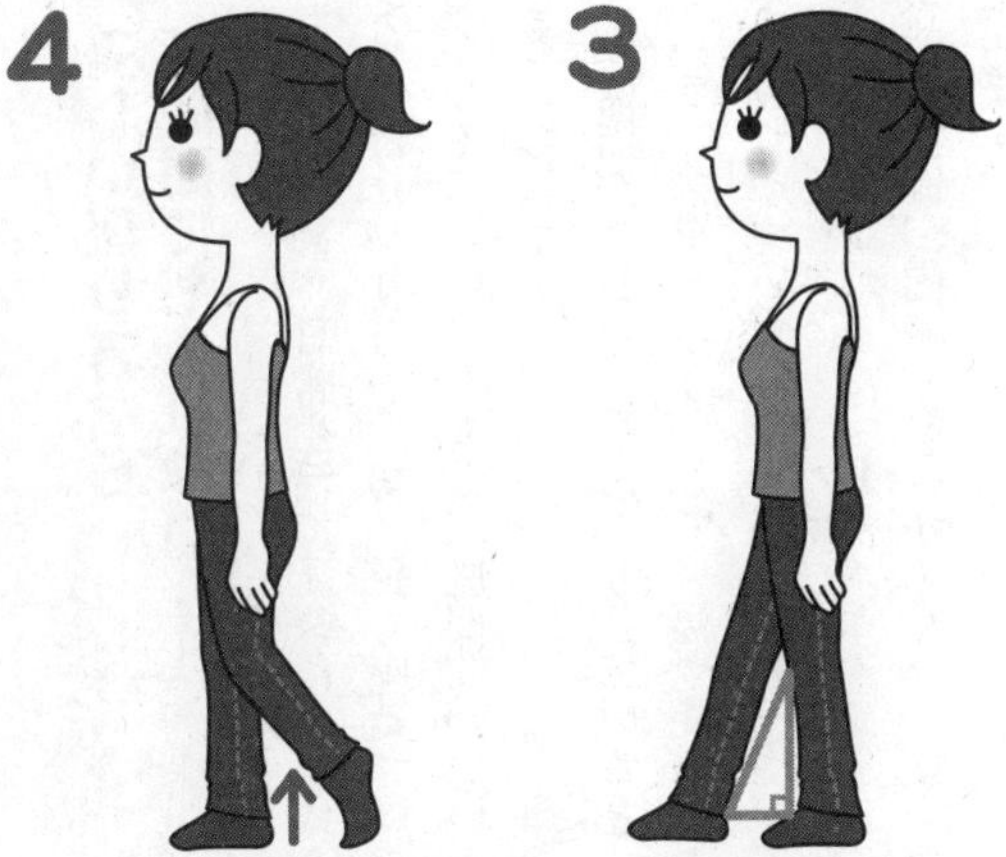

かかと⇩土踏まず⇩指先の順に体重を移していきます。足底全体がついたとき、恥骨を前に出すように意識します。首が真っすぐ上に伸び上がり、からだが浮くような感じがしたら、上手に恥骨が出ている証拠。体重の前後配分は後ろ脚7割、前脚3割です。

4

前脚のかかとで着地し、前脚の足全体が着地できてから後ろ脚を引き上げます。重心を移すとき、前かがみにならないようにするのがポイント。

美しい座り方なら長時間でも疲れない

仕事も含め、日常生活でイスに座る機会はとても多いのではないでしょうか。それだけに座り方が大切。長く座っていると疲れてしかたがない、腰や背中が痛くなる、といった人は、股関節が悪いために、正しい座り方ができていないと考えられます。

股関節がズレたり歪んだりしていると、からだが前かがみになります。そこでバランスをとろうとして、腰や背中によけいな力が入り太りやすくなるのです。疲れやすい太りやすい原因の一つがそれ。

また、力が入ると、腰椎《ようつい》や脊柱の近くの神経や血管が圧迫されて、神経伝達機能や血流、内臓の働きが悪くなります。それもまた疲れやすさの原因になっています。

股関節を整え、正しい座り方を習慣にしましょう。

股関節が正しい位置にあれば、からだの軸がブレませんから、腰にも背中にもよけいな力が入らず、長く座っていても疲れることがありません。いつまでも美しい座り姿勢をキープできるのです。もちろん、神経伝達や血流を妨げることもなく、からだ自体が疲れにくくなっていきます。

座り方のポイントは、床に足底をしっかりつけて、そこに力を入れること。すると、ふくらはぎの内側、太ももの裏にも自然に力が入って、背骨が真っすぐ伸びた美しい姿勢が保てるのです。

背中を背もたれからはなしておくのもポイントです。背もたれにもたれかかると、腰に負担がかかり、股関節を歪める原因になります。

ソファなどに座るときは、首や胸を下げてソファに沈めてしまわずに、肩と背中をリラックスさせて、クッションを背中にあて、手足に意識を向けてひざ下をそろえ、股関節にかかる力のバランスをとることが大切です。

また、脚を組んだり、ひざ下をパランと外側に向けて座るのも、股関節を歪

股関節にいい座り方

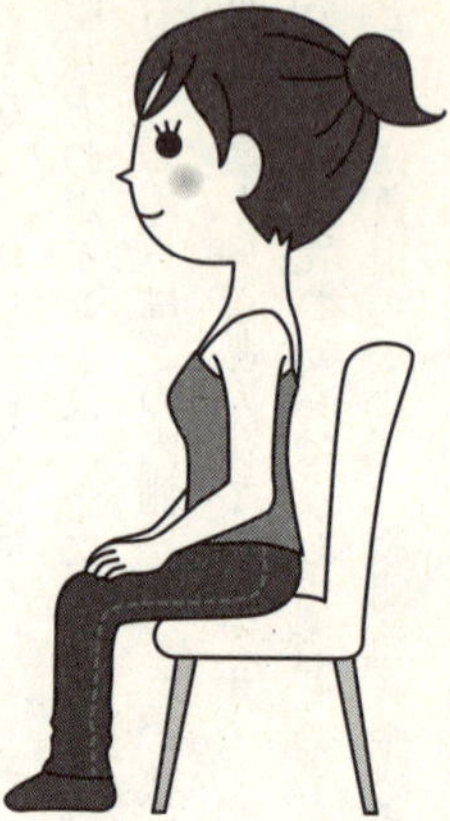

ませる原因になります。

股関節にいい座り方

イスには浅く座って、足底をしっかり床につけます。おなかを引っ込め、首を上に伸ばすイメージを。上半身と太ももが「L」字型になるように意識しましょう。

脚はひざ頭とつま先が正面を向くようにそろえます。ひざ下が開いたり、足を組んだりするのはNGです。

苦手な正座もひと工夫すれば こんなに楽ちん

住環境から和室がどんどん姿を消しているいま、正座をする機会はそれほどないかもしれません。でも、あらたまった席では、きちんと正座ができるかどうかで女性の品格が問われそう。

すぐにひざをくずしたり、がまんして座っていたものの、立ち上がろうとしてよろけてしまったりしたのでは、「たしなみ」のなさに痛～い視線が向けられかねません。

そこで、座り姿が美しく、長時間座っていても疲れない、股関節にいい正座の仕方を覚えましょう。

正座をするとき、足の親指や他の指まで重ねる人が多く見うけられますが、これはだめ。足を重ねると、左右にかかるバランスがくずれるため、股関節の歪みの原因になるからです。

足は自然に離すこと。上半身は真っすぐ、背筋を伸ばし、首が前傾しないように注意しましょう。肩が前に倒れないように意識するのがポイント。力を入れるのはひざの裏です。すると、腰や太ももの力が抜け、長い時間正座をつづけていても平気になります。

「正座をしていると、太ももが太くなるのでは？」

と、気にする人が少なくないと思いますが、太ももに力が入らなければ、太くはなりませんから、ぜひ、この座り方をマスターしてください。

自分の部屋などプライベートな場所で正座に疲れた場合は、お腹を引き、71ページのように手でお尻を上げてから両足の裏を合わせて座るといいでしょう。

あぐらや脚を横に流すような座り方はNGです。あぐらのように脚を交差させるのも、脚を流して上半身を傾けるのも、股関節の歪みの原因になります。

首を伸ばし、おなかを引っ込めて、上半身を真っすぐに保ち、足裏を合わせて座るようにすると、股関節はやわらかくなりますし、歪むこともありません。

股関節にいい正座の仕方

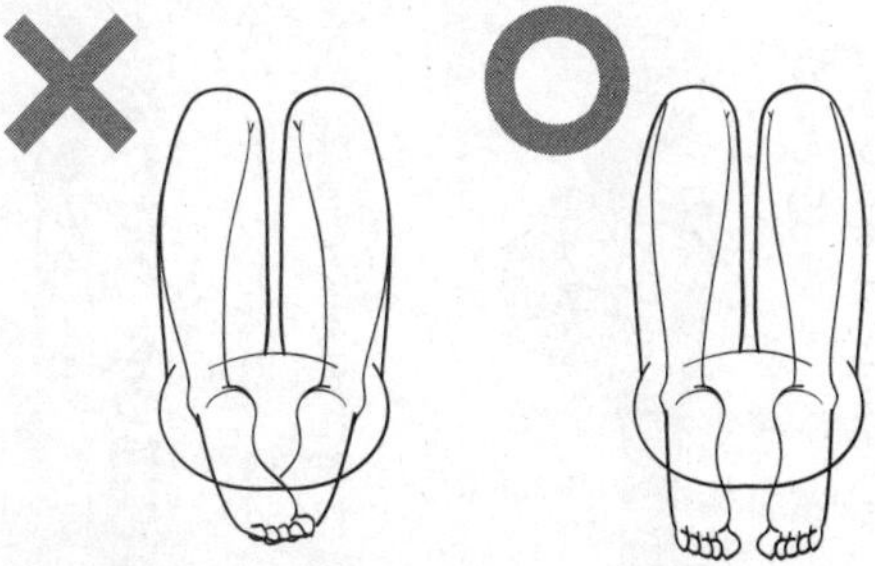

足を重ねると、股関節が歪む原因になりますから、自然に離すようにしましょう。力を入れるポイントはひざの裏。

それでも正座に疲れたら？

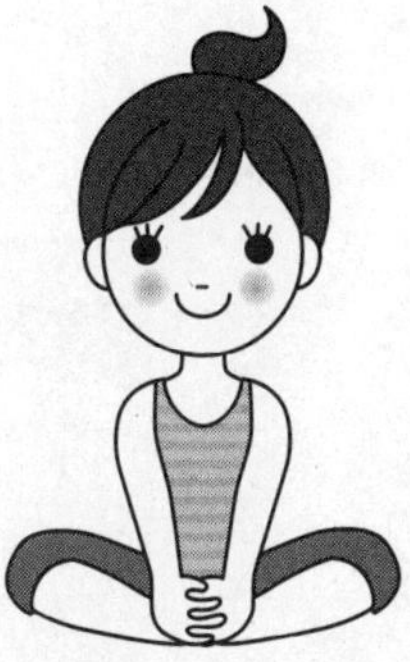

足の裏を合わせて座ります。首を伸ばし、おなかを引っ込めましょう。

重たいバッグ あなたならどう持つ？

女性にとってバッグは外出時の必携品。でも、大きさや色、デザインはもちろん、持ち方も人それぞれで違うようです。

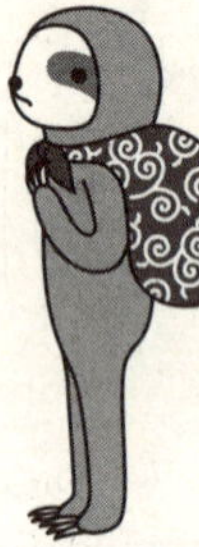

ワタシいつも
ふろしきなんだけど…
こうでいいのかしら？

さて、その持ち方ですが、バッグの持ち方が股関節に影響を与えているってこと、ご存知ですか？

よく見かけるのが、たすきがけにしたショルダーバッグを、からだの前に持ってきているスタイルですが、これはNGです。バッグの重みでからだが前のめりになりやすいからです。

股関節にいいバッグの持ち方

☆ショルダーバッグ

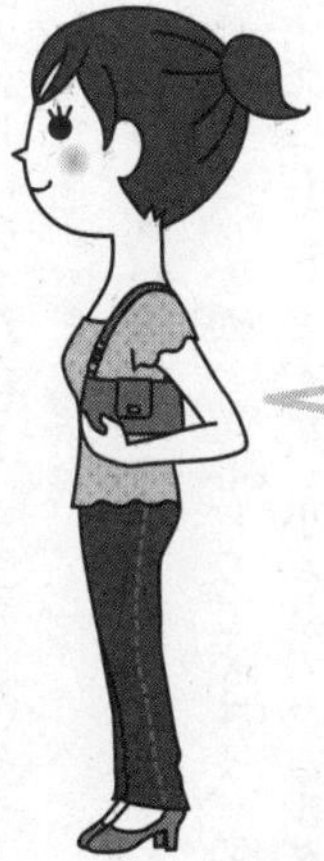
バッグ前面の底に親指以外の４本の指を添えるだけで、バッグが軽くなります。あら不思議！

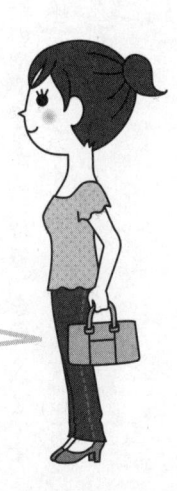

☆手持ちバッグ

からだの後ろに持っただけで、かかと重心になってキレイな姿勢に！

前のめりになったからだを引き起こそうとすることで、股関節に大きな負担がかかってしまいます。

バッグの位置がからだの少し後ろにくるように持つのが鉄則です。バッグが後ろにあると、かかと重心になりやすく、股関節にも負担がかかりません。

サイズにもよりますが、小ぶりのショルダーバッグなら、片方の肩にかけてバッグの前側の底に親指以外の4本の指を添えるようにするのが、持ち方の基本。指を添えることでバッグはからだのやや後ろにきます。

腕には力を入れず、あくまで軽く指を添える感覚がポイント。バッグは片方の手だけで持ちつづけずに、左右に持ち替えるようにしましょう。

手持ちのバッグの場合も、からだのやや後ろが「定位置」なのは同じです。背筋をスキッと伸ばして、お尻の後ろにバッグがくるように持ちます。これで、かかと重心のきれいな姿勢をバッグがサポートしてくれることになります。

親指以外の足の指がヒップの筋肉につながっている

「あ～ぁ、脚がこんなにむくんじゃってぇ！」

だれにでもある経験ですね。そんなとき、いつでもどこでも簡単にむくみがとれて、脚がすっきりするエクササイズがあります。

両足をそろえて立ち、足の指を上げ下げします。ひざを曲げないこと、親指以外の4本の指を意識すること、がポイント。片足10回上げ下げしたら、足を変えましょう。

足の指を動かすことで、とどこおっていた血液の流れがよくなり、むくみがとれます。オフィスでも駅のホームでも、電車の中でも街で信号待ちをしているときでも、立っているときならいつでもできるエクササイズですから、「おっ、むくんでるぞ」と感じたら、その場でおこなってください。

じつはこのエクササイズ、脚のむくみがとれるだけではありません。ヒップラインをキュッと引き締めるという、うれしい効果もあるのです。

足の指のうち親指を除く4本はヒップの筋肉とつながっています。4本の指を上げ下げすると、当然、足の裏の筋肉が刺激されます。その刺激はふくらはぎの裏、ひざ裏、太ももの裏の筋肉を動かし、ヒップにも刺激を与えるのです。ヒップの引き締めには、脚の裏側の筋肉、つまり「脚うら筋」が深くかかわっています。その筋肉を発達させることで、たるんでいたヒップも見違えるように引き締まります。

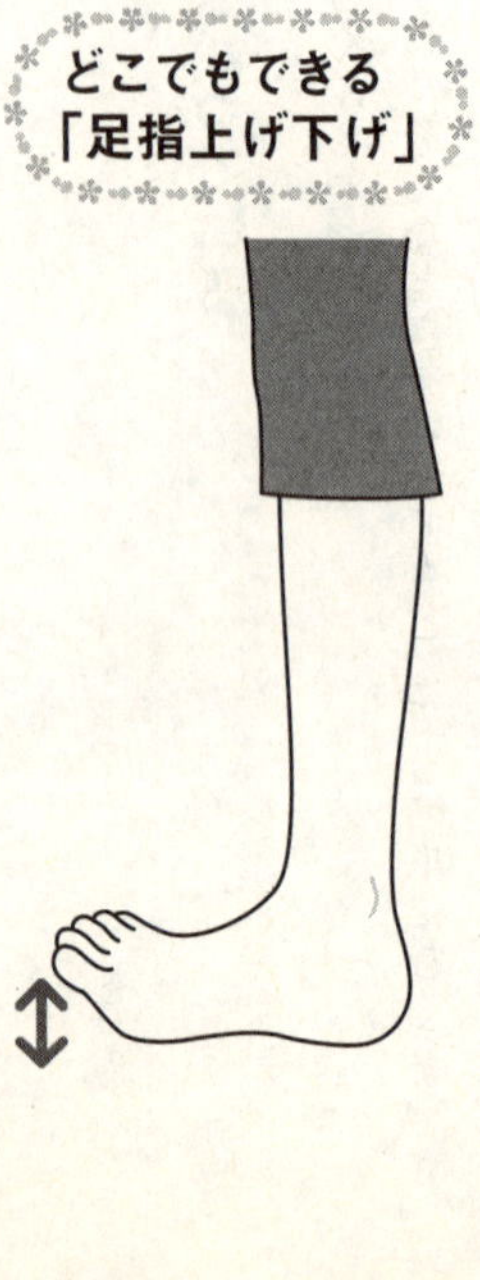

女性らしいしぐさは指先から作られる

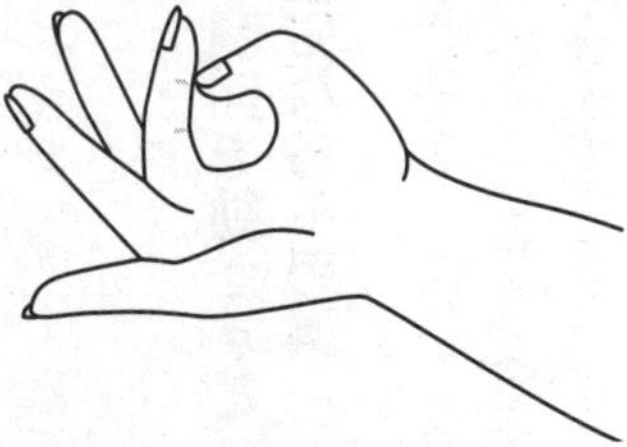
「法輪キツネの指」

エクササイズで大切なのは、よぶんなところに力を入れないことです。そこで「法輪キツネの指」。この指の形を作ると、自然に腕からよけいな力が抜けます。

まず、親指と中指の先をつけて輪をつくります。それ以外の指は力を入れずにできるだけ伸ばしましょう。その状態から親指を中指の第1関節の位置までずらします。これで法輪キツネの指が完成。この指の形を習慣にすると女性らしいしぐさが身についてきますよ。

ためしに法輪キツネの指を作り、そこから中指と親指を2㎝ほど離し、左右にまわしてみましょう。どこから見ても美しい手先、指先が現れるはずです。

手の関節を動かすと美肌になる不思議

しなやかで美しいボディラインをつくりあげるためには、からだの末端からほぐしていくことが必要です。手の指も足の指と同じように、大切なポイント。手の指を動かすことで、手首もひじも、さらにその上の肩や背中も、筋肉や関節が解きほぐれ、リラックスした状態に保てるのです。

とくに現代人は、ビジネスシーンでパソコンを扱う時間が多くなって、指は「酷使」され、こわばって動きが悪くなっています。気づいたら、まわしてほぐす。そう、そんな姿勢が大事です。

いつでもどこでも、すぐに指をほぐすことができるのが、8の字エクササイズ。片方の手首の少し上をもう一方の手で軽く支えます。人さし指を伸ばし、8の字を描くように動かします。回数は10回。次に、手を替えて同じように10回、8の字を描きましょう。

指がほぐれたら、手首、腕も8の字エクササイズでリラックスさせましょう。指のエクササイズと同じように、片方の手首の少し下あたりを支え、人さし指を伸ばした状態で、手首から8の字を描くように動かします。これも左右の手首とも10回です。

最後は腕。二の腕を支えて、人さし指を伸ばしたまま、ひじから先で8の字を描きます。ひじから先だけをまわす意識でおこないましょう。10回まわしたら、手を替えます。

指から手首、腕と段階的におこなう8の字エクササイズは、筋肉をほぐすと同時に関節をやわらかくして、血液の流れをよくします。

そのため、肩や首のこりも解消されてすっきり。血流がよくなることで新陳代謝も活発になりますから、肌のトラブルが改善されて美肌にもなるのです。

「8の字エクササイズ」

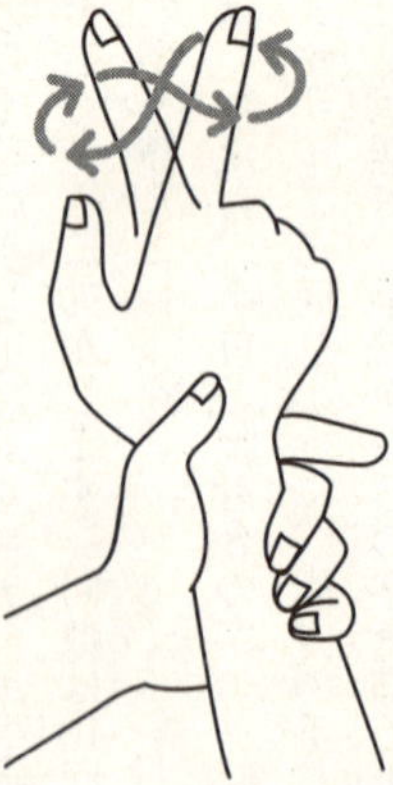

☆指で8の字

指だけで8の字を描くように動かします。回数は左右各10回。

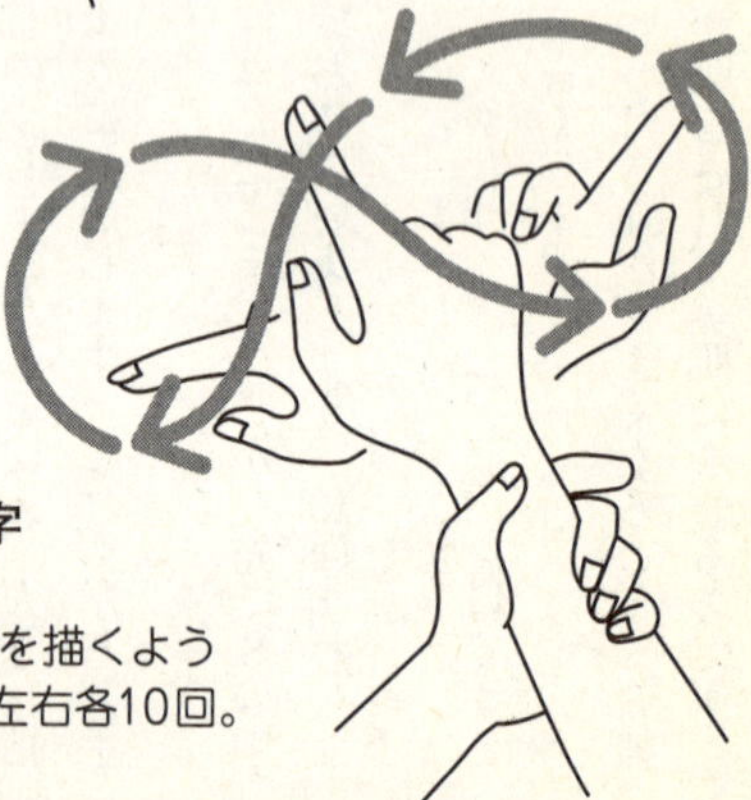

☆手首で8の字

手首から8の字を描くように動かします。左右各10回。

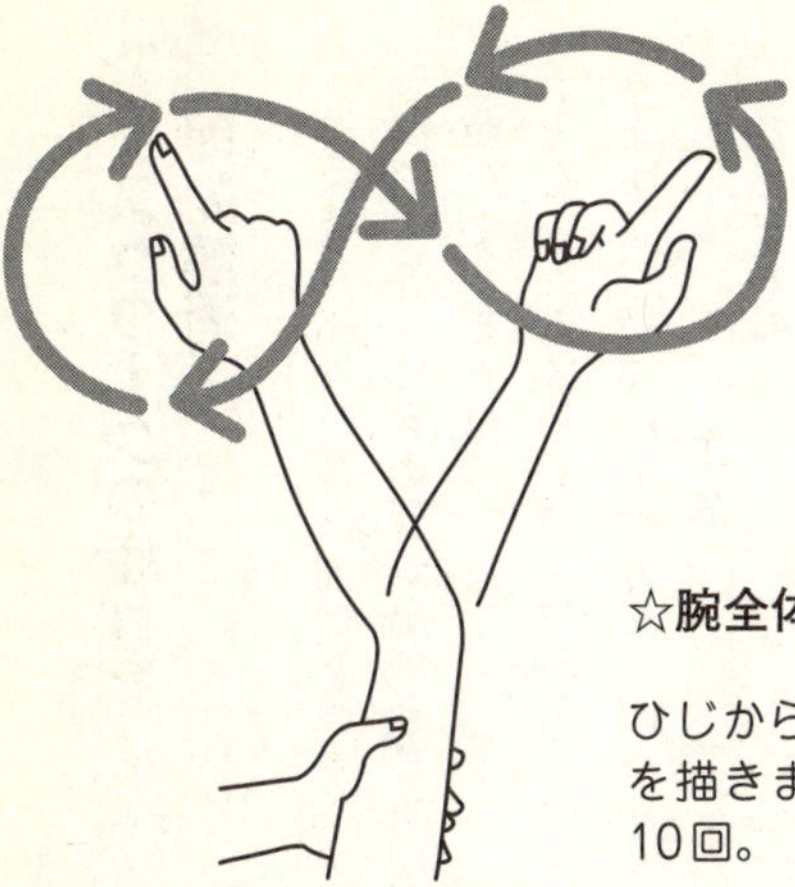

☆腕全体で８の字

ひじから先で８の字を描きます。左右各10回。

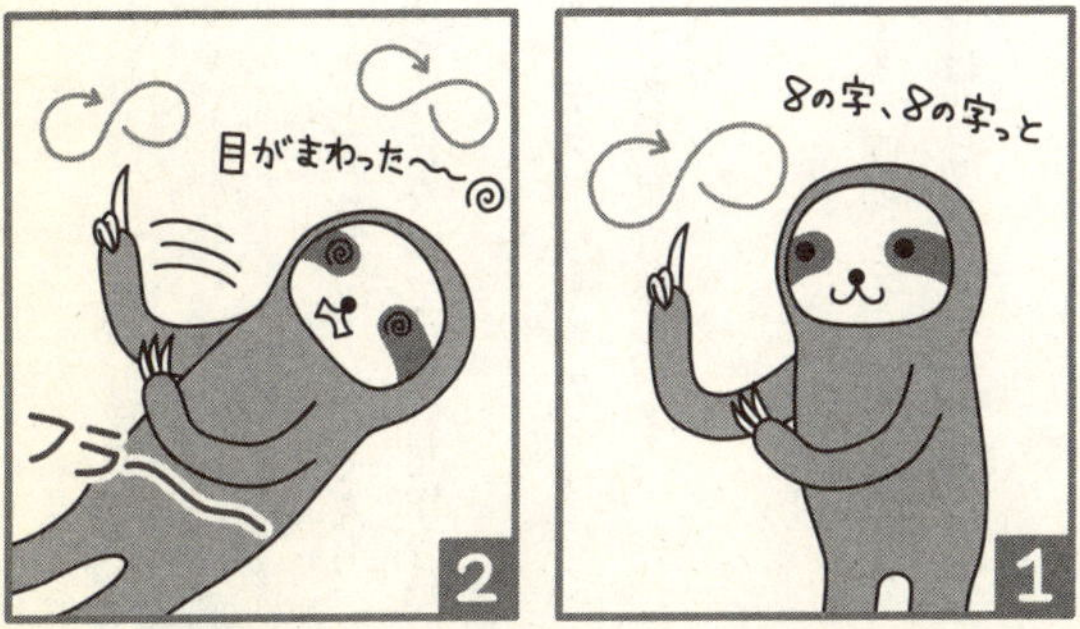

デスクワークの疲れを即効解消！

デスクワークで長時間同じ姿勢をとりつづけていると、筋肉もかたくなり、股関節や骨盤にも影響が出てきます。上半身も前かがみになって肩や首にも疲れがたまりますね。

そんなときにしてほしいのが「ひざまわし」です。デスクワークの合間にできますし、股関節や骨盤をやわらかくして、疲れをとる効果も絶大です。

ひざまわし

1　イスに浅く座り、両手は座面を持つようにします。両脚をそろえ、足底を床につけた状態からかかとを上げます。上半身は背筋をしっかり伸ばし、おなかを引っ込めた状態をキープ。

「ひざまわし」

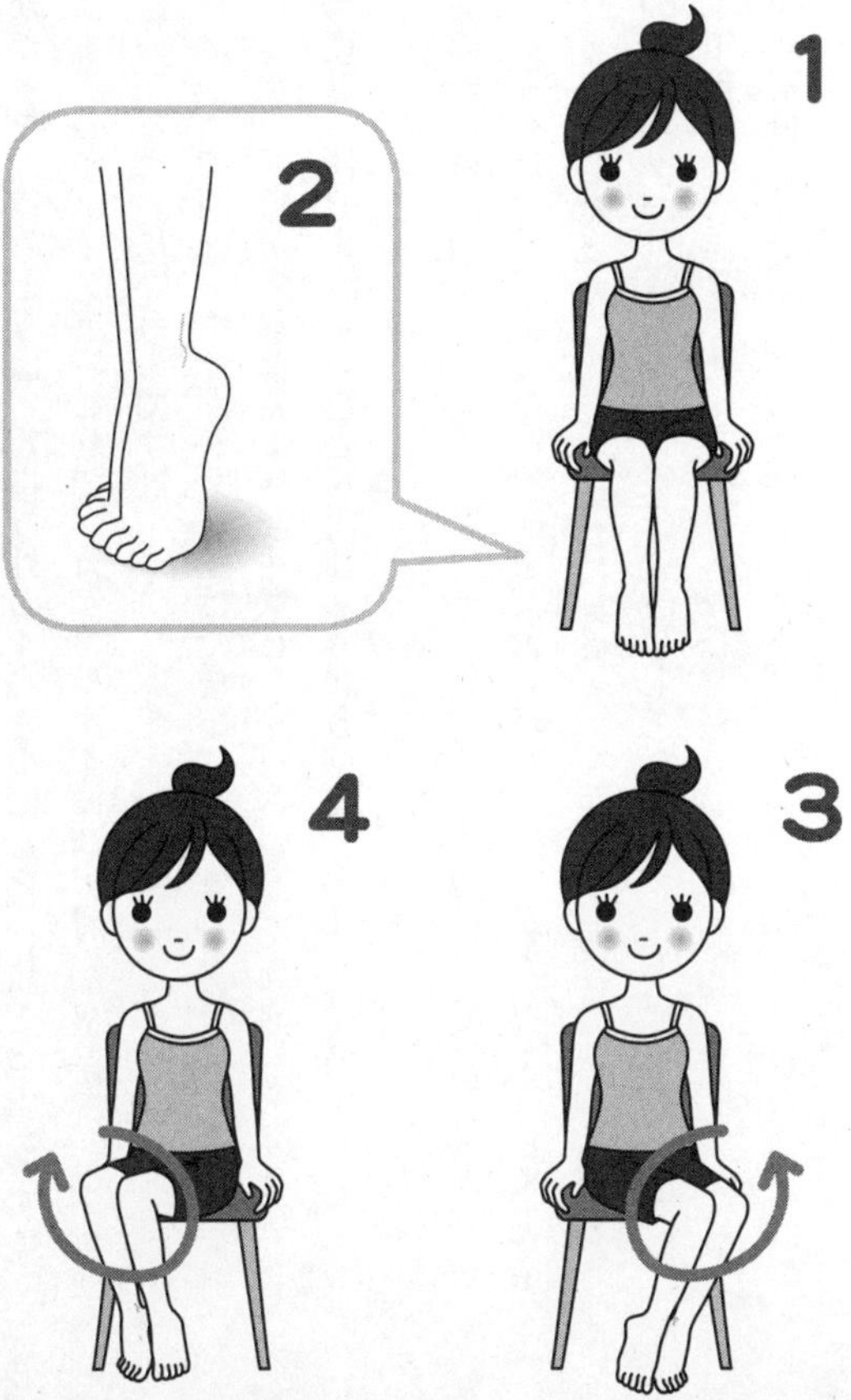

2 かかとを上げるときは、親指以外の4本の指に力を入れて、床を押すようにするのがポイント。これで、首がまっすぐ伸び、肩の力も抜けて、背筋が伸びるようになるのです。

3 次はひざの回転です。かかとを上げたまま、時計まわりにひざを5回まわします。両膝が離れないように注意してください。

4 今度は、同じように時計と反対まわりに5回まわしましょう。

股関節や骨盤は固まってしまわないうちに、疲れも蓄積されないうちに、早め早めに手を打って、よくない状態を改善しておくことが大切です。仕事がデスクワーク中心だという人は、1日に何回か、およその時間を決めておいて、このつま先エクササイズをおこなうようにしてはいかがでしょう。

「あ、午後3時。エクササイズタイムだわ」

そんな習慣、ぜひ、つけちゃいましょう。

足の指をもっと動かして〝スラリ筋〟を刺激！

足の指を動かすと、足の裏からふくらはぎの裏、ひざの裏、太ももの裏、そしてヒップの筋肉にまで刺激が伝わることは、みなさん、もうご存知ですね。そこで、集中的に足の指を動かすエクササイズを取り入れましょう。

足指ジャンケン。足の指でグー、チョキ、パーの形をつくるのです。5本の指を足裏側に折り曲げてグー、親指を反らせ、それ以外の4本の指を足裏側に曲げてチョキ、5本の指を開いてパーです。

床に座り、脚を伸ばしておこなってもいいし、寝てでも、イスに座ってでもかまいません。足指を動かし、脚うら筋をどんどん刺激して、脚スラリを実現させましょう。

また、逆チョキの形をつくるのも効果的です。ふつうのチョキとは逆に、親

足指で「グー・チョキ・パー」

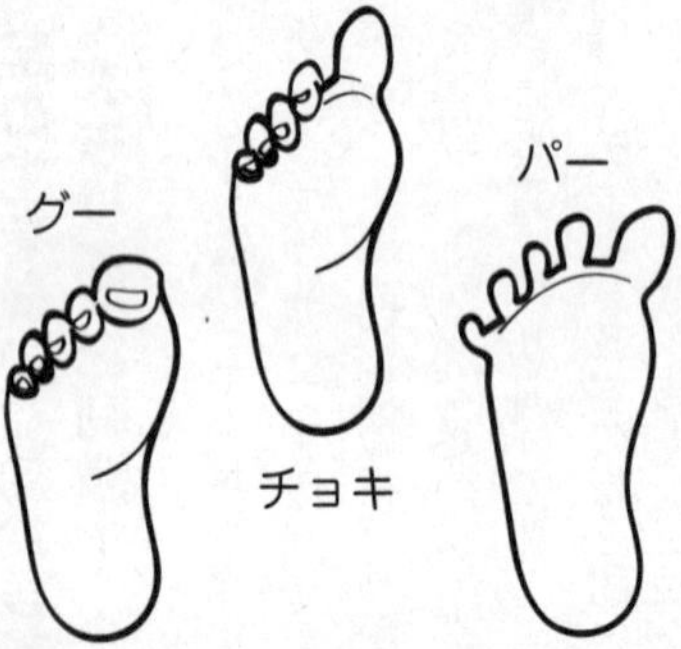

指を足裏側に、それ以外の4本を反らせます。どうですか、うまくできますか?

「指がつりそうになっちゃう」

そんな人が多いかもしれません。でも、トライしつづけてみてください。最初はできなくても、だんだん慣れて形になってきます。つりそうになるのは、ふだん使っていない筋肉を使っているからです。

使わない筋肉を使ったり、骨を動かしたりするのはとてもいいことなのですから、めげたりしないで頑張って!

逆チョキは脚うら筋を発達させるだけでなく、おなかをキュッと引き締める効果も大きいのです。逆チョキができるようになると、おなかが締まるのが実感できますよ。

バストを吊り上げる筋肉を最短で鍛えます

バストを吊り上げる筋肉がどこにあるかご存知ですか？
バストの少し上、鎖骨の近くにあるのが、その筋肉です。
この筋肉を鍛えてバストをアップさせましょう。そのためのエクササイズです。

ゆっくりひじまわし

1 両足を肩幅の広さに開き、自然に下げた手のひじを曲げて、鎖骨の下に指先を置きます。もう一方の手はウエストに当てましょう。

2 その状態から曲げたひじをゆっくりとからだの真上に上げていきます。脇を締めながら、上げていくのがポイント。顔は傾けず、正面の位置をキー

「ゆっくりひじまわし」

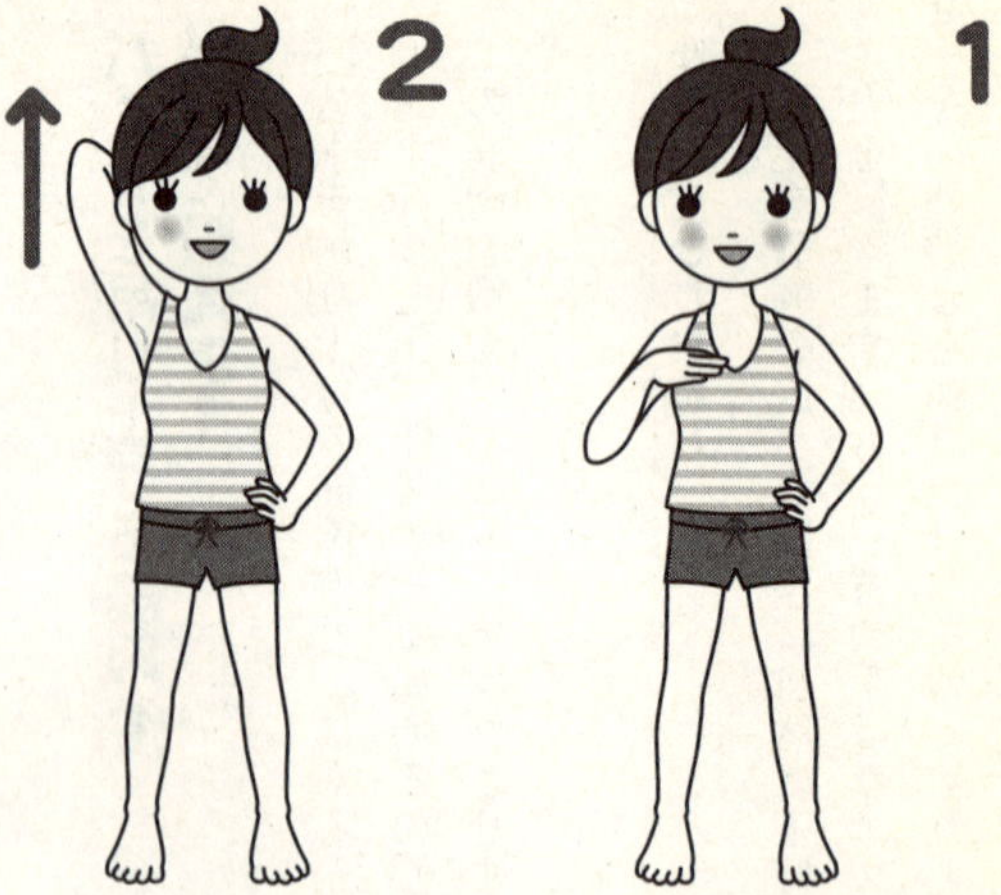

プ。おなかを引っ込め、ひざの裏と首を伸ばすことを意識しましょう。ひじが真上の位置にきたら、指先を背中側にずらします。

3 そこから、ひじを背中にまわすようにして下におろしていきます。

4 ひじがおりたら脇を締めます。

5 手の力を抜いて自然に下におろします。左右の手を交互に5回ずつおこなってください。

3

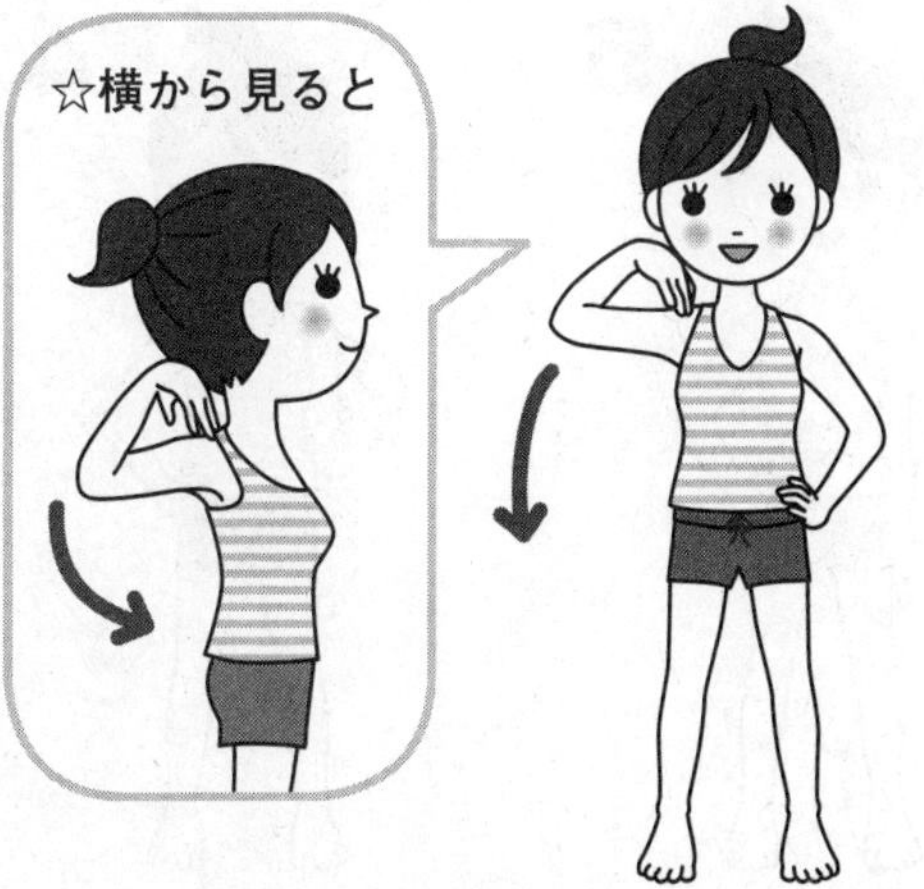

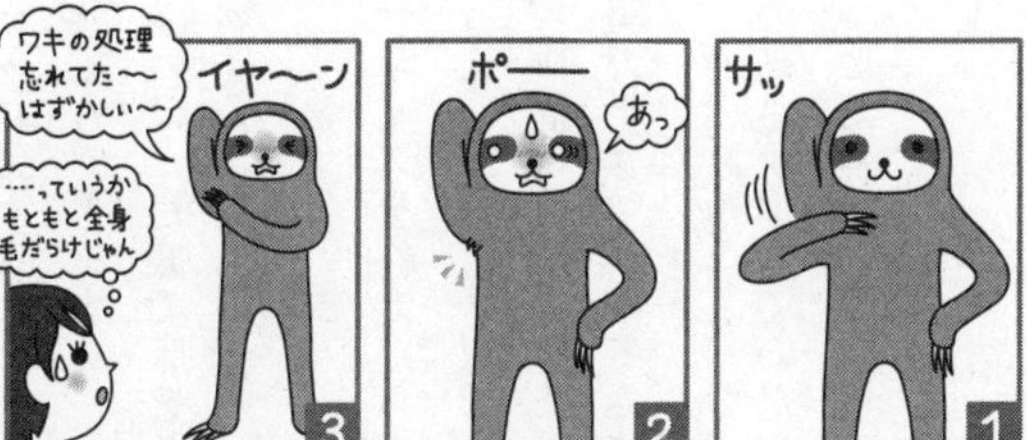
サッ
ポー
あっ
イヤ〜ン
ワキの処理忘れてた〜〜はずかしぃ〜
……っていうかもともと全身毛だらけじゃん

4

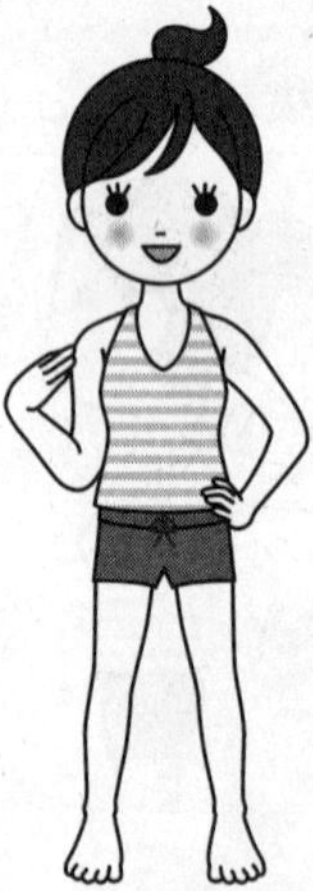

5

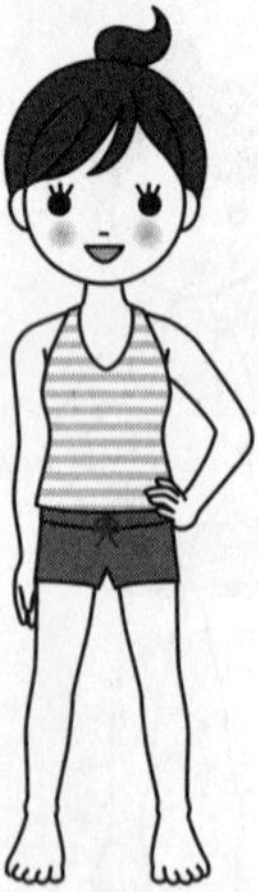

このエクササイズはイスに座った状態でもできます。

そのさいは、足底で床をしっかり押すイメージでおこないましょう。

エクササイズを終えたら、ひじがウエストの位置より下がっているか、両肩の高さがそろっているか、鏡でチェックしてみましょう。

両肩の高さが違っていたら、高くなっている側を2～3回、追加します。

美しいバストとウエストは〝胸式呼吸〟で作られる

下がった肋骨がおなかぽっこりをつくることは説明しましたが、原因はもう一つあります。それは、腸にたまった空気。

腸に空気がたまったままの状態になっていれば、おなかがぽっこりとなるのは必然。風船を空気で膨らませるのと同じ原理です。

ぽっこりさせているものの正体が空気ですから、これは体型とは関係ありません。あなたのまわりに、やせているのにおなかだけがぽっこりと出ている人がいませんか？　そのタイプの人は、腸に空気がたまっている可能性が大です。

「なぜ、腸に空気がたまってしまうの？」

深くかかわっているのがふだんの姿勢です。デスクワークが中心になっていると、どうしても長時間前かがみの姿勢になりがちです。これが問題！

前かがみになって肩を前に出していると、胸が縮んだ状態になります。胸が縮めば肺が圧迫され、空気を吸い込んだときに充分に肺が広がらないのです。そのため、空気が肺に行き渡らず、腸に送り込まれてしまいます。それが抜けずにたまってしまうわけです。

呼吸法にも問題があります。さまざまなエクササイズとともに語られるのが腹式呼吸ですが、くびれたウエストを実現するというテーマにかぎっていえば、おなかに空気をためる腹式呼吸はすすめられません。

効果があるのは肺に空気をためる胸式呼吸です。胸式呼吸は肺に空気を行き渡らせ、縮まった胸を広げて、肋骨を引き上げてくれるのです。それがウエストのくびれをつくることは、もう説明するまでもありませんね。

ウエストがくびれ、バストからの美しいラインをつくるのが胸式呼吸です。いっぱい空気を吸い込んで肺を広げると、肋骨が上がり、ウエストがくびれて、おなかも引っ込みます。

「ハンカチ呼吸法」

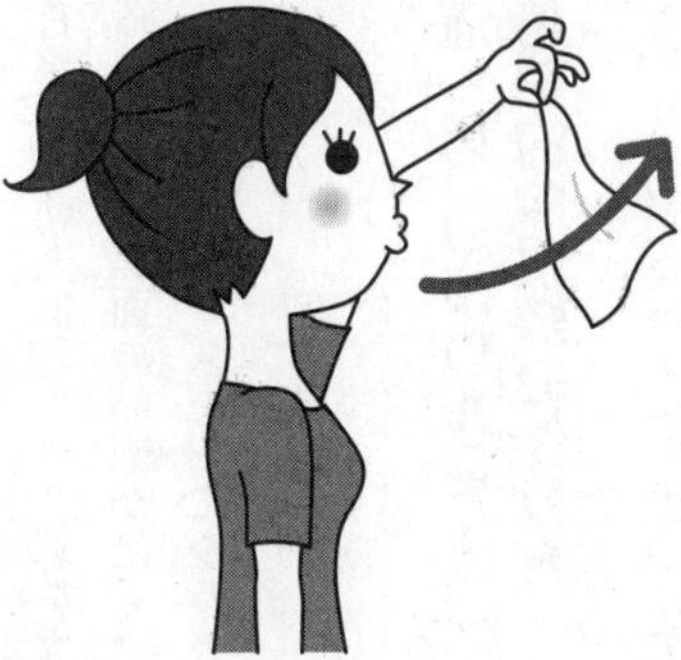

呼吸では鼻で吸い込んだ空気を、口から吐ききることを意識しましょう。おなかを引っ込めながら、取り込んだ空気をすっかり出していくイメージです。

首を伸ばし、正面を向いて肩の力を抜き「フゥ〜」。吐ききれるようになると、意識しなくても空気をたっぷり吸えるようになります。また唇を「フゥ〜」とすぼめることで、唇の括約筋が使われて引き締まり、横顔がきれいになります。

正面に向かって「フゥ〜」と吐ききれるようになったら、首の頸椎《けいつい》を、〝ドミノ倒し〟をイメージしながら、「フゥ〜」と息を吐きながらうしろに倒してみましょう。

首の前面が伸び、首のうしろの筋肉がほぐれます。

顔の前に薄手のハンカチやティッシュを垂らして「フゥ〜」とやってもいいでしょう。

首がかたい人はさらに、首を水平にまわしながら「フゥー」っと吐くようにすると、首の側面の筋肉がほぐれ、首がよく伸びるようになります。

このエクササイズをおこなうときは、肩の力を抜くこと。あごに力を入れないことがポイントになります。

流し目、ウルウル目…魅惑的な視線の作り方

きりりと引き締まった表情に欠かせないのが目力です。その目力をアップさせ、あわせて首のまわりのたるみやしわを解消するエクササイズを紹介しましょう。

「目力エクササイズ」

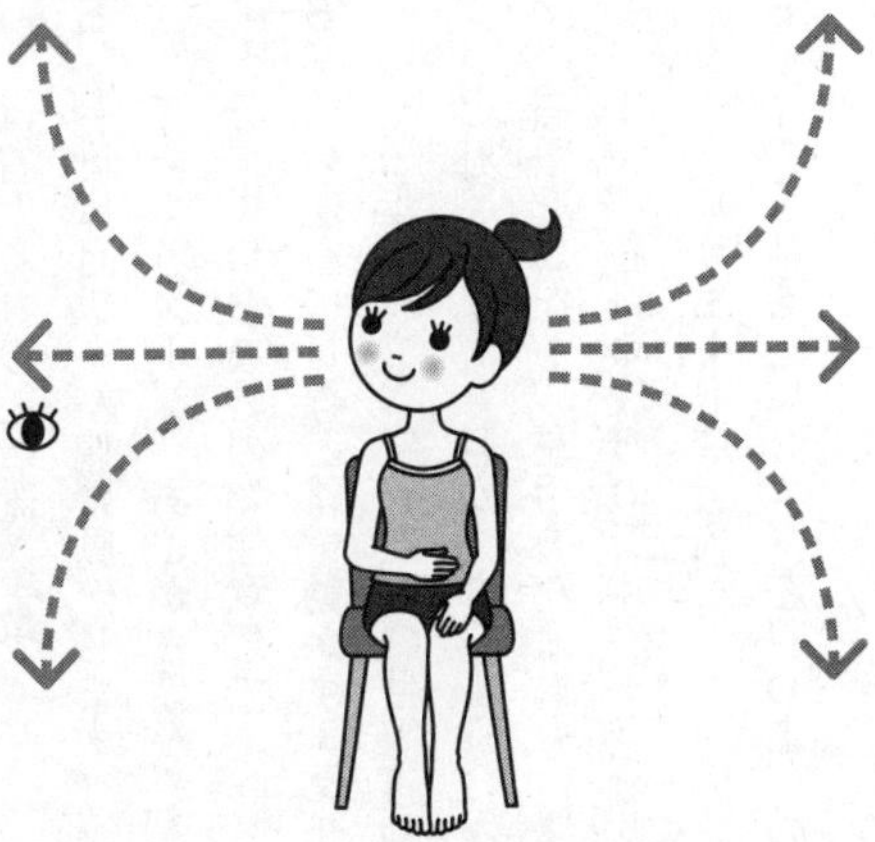

目力エクササイズ

1 イスに浅く腰をかけます。両脚はそろえ、背筋を伸ばします。

2 右手をおなかの位置に置き、左手は左足太ももの上に置きます。

3 かかとを上げて、親指以外の4本の指で床を押しながら、水平に右側に目線を移動します。首をまわすのではなく、目線の動きに首がついていくイメージでおこなうのがポイント。できるだけ後ろが見えるくらいまで目線を動かしましょう。

4 目線を正面に戻し、今度は左右の手の位置を変えて、左手はおなか、右手は右太ももの上に置きます。

5 今度は目線を左側に動かします。おなかを引っ込め、目線で首を引っ張っていくイメージ。あごから動かそうとすると、肩が動いてしまい、首が十分にまわらないので注意して。

6 この左右に目線と首を動かすエクササイズだけでも効果はありますが、もう一歩進んで、斜め上への目線移動にもトライしましょう。これを続けると魅惑的な流し目ができるようになってきます。

7 右手をおなか、左手を左太ももに置いて、右斜め上に目線を動かしていきます。右斜め後ろの天井の一点を見るつもりでおこなうと、要領がつかみやすいかもしれません。

8 手の位置を逆にして、左斜め上への目線移動もおこないます。

「首の筋が伸びるような感じがする」

そう、このエクササイズではその感覚が大切です。

ふだんあまり動かすことがない、その部分の筋肉を使うことで、たるみやしわも改善。もちろん、目力もアップしますし、女性として「かわいらしい」仕草が自然に身につきます。

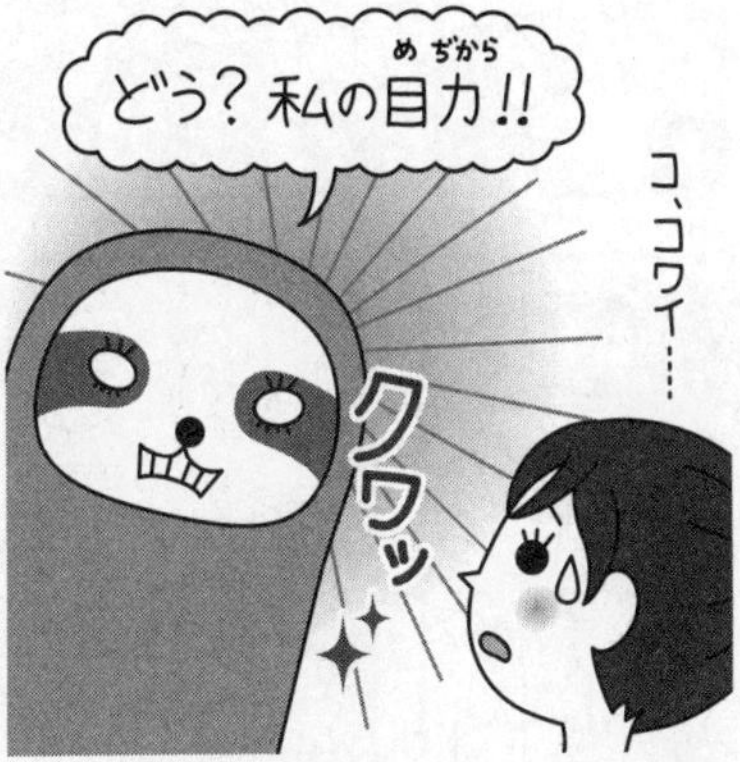

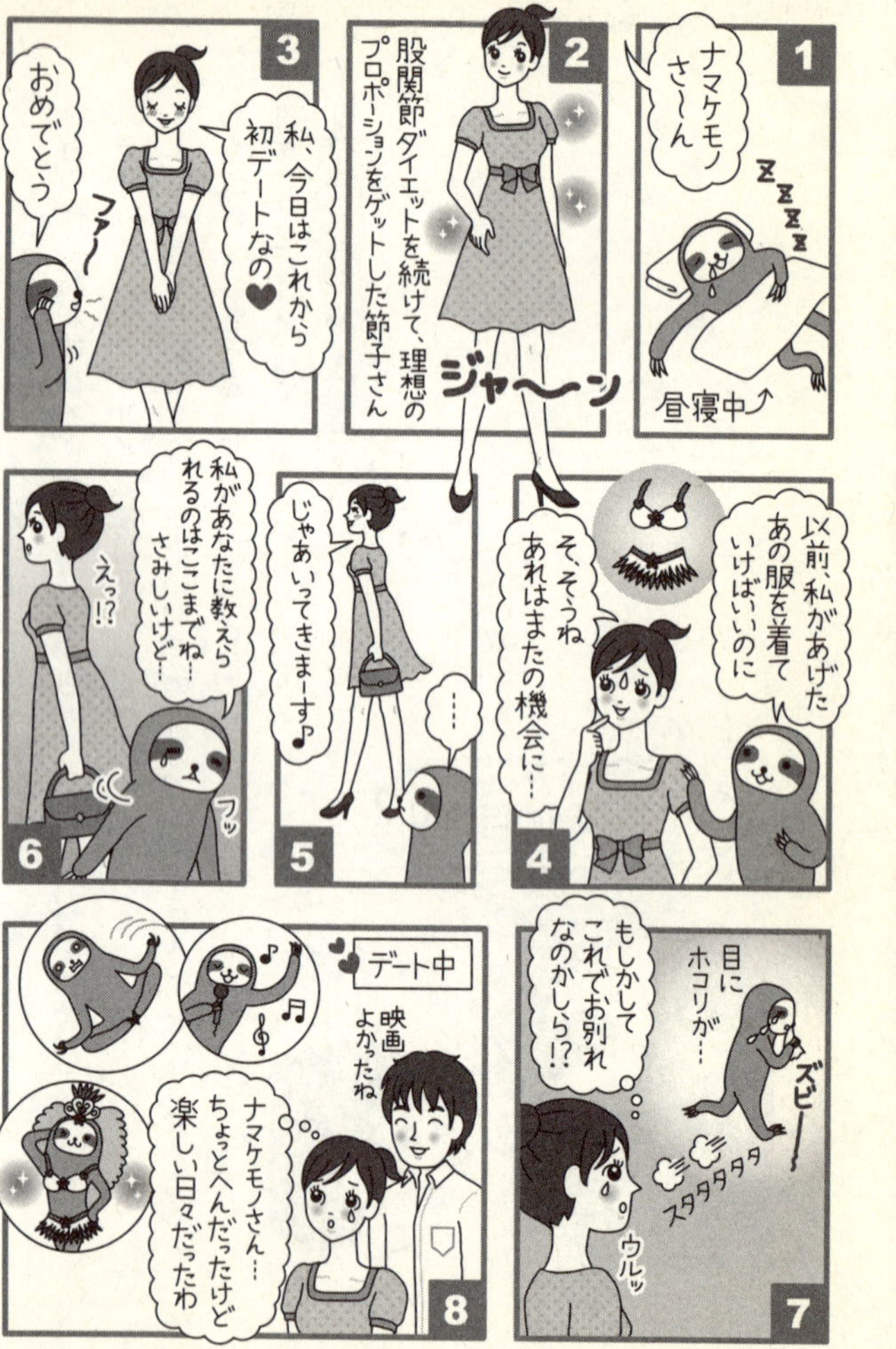
ナマケモノさ〜ん
ZZZZ
昼寝中
股関節ダイエットを続けて、理想のプロポーションをゲットした節子さん
ジャ〜〜ン
私、今日はこれから初デートなの♥
ファ〜
おめでとう
以前、私があげたあの服を着ていけばいいのに
そ、そうね あれはまたの機会に…
じゃあいってきま〜す♪
……
私があなたに教えられるのはここまでね… さみしいけど…
えっ!?
フッ
もしかしてこれでお別れなのかしら!?
目にホコリが…
ズビ〜
スタタタタタ
ウルッ
デート中
映画よかったね
ナマケモノさん…ちょっとへんだったけど楽しい日々だったわ

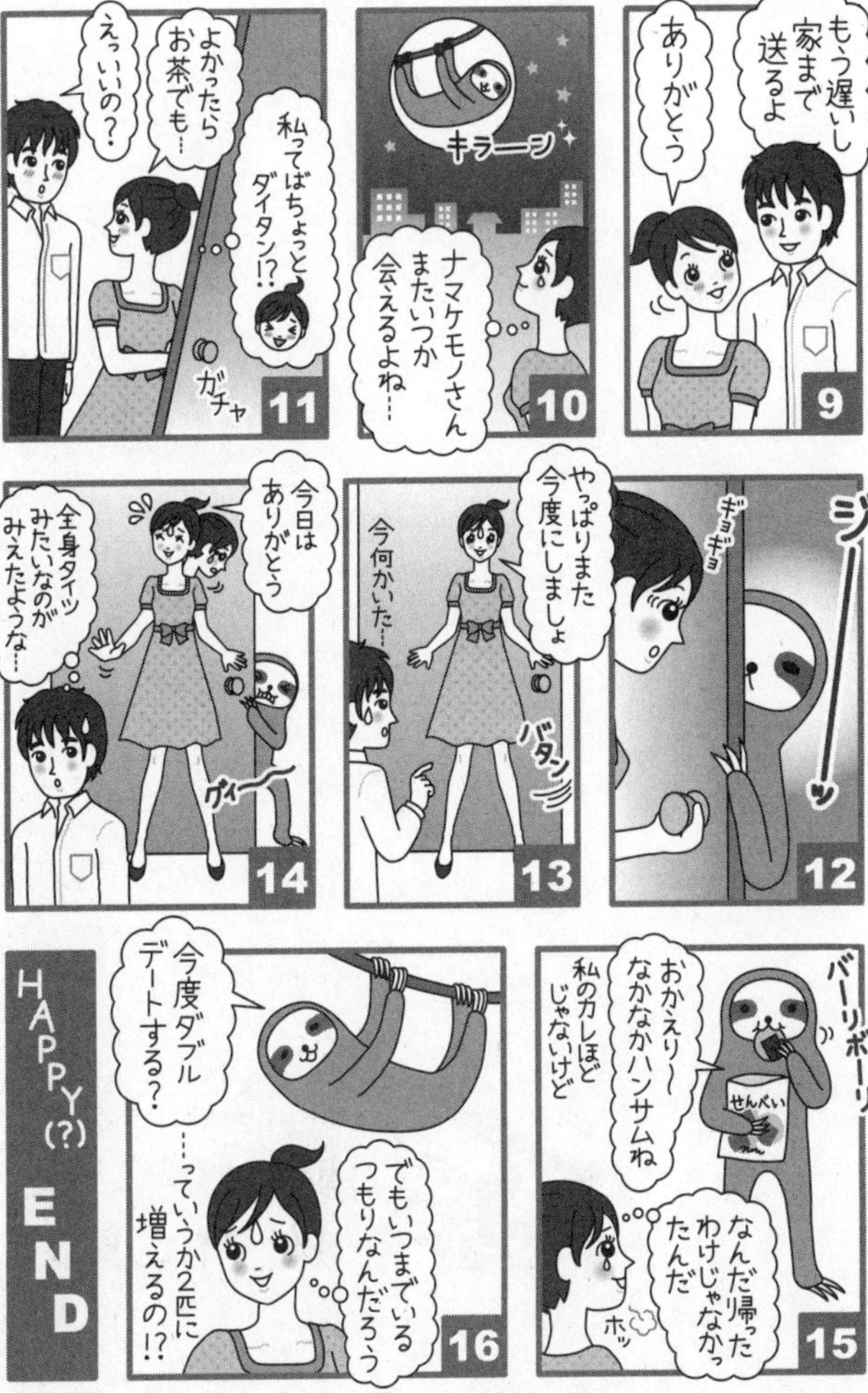
9
もう遅いし家まで送るよ
ありがとう
10
キラーン
ナマケモノさんまたいつか会えるよね…
11
私ってばちょっとダイタン!?
よかったらお茶でも…
えっいいの?
ガチャ
12
ジーッ
ギョギョ
13
やっぱりまた今度にしましょ
バタン
今何かいた…
14
今日はありがとう
グィー
全身タイツみたいなのがみえたような…
15
バーリボーリ
おかえり〜なかなかハンサムね
私のカレほどじゃないけど
せんべい
なんだ帰ったわけじゃなかったんだ
ホッ
16
今度ダブルデートする?
でもいつまでいるつもりなんだろう
…っていうか2匹に増えるの!?
HAPPY (?) END

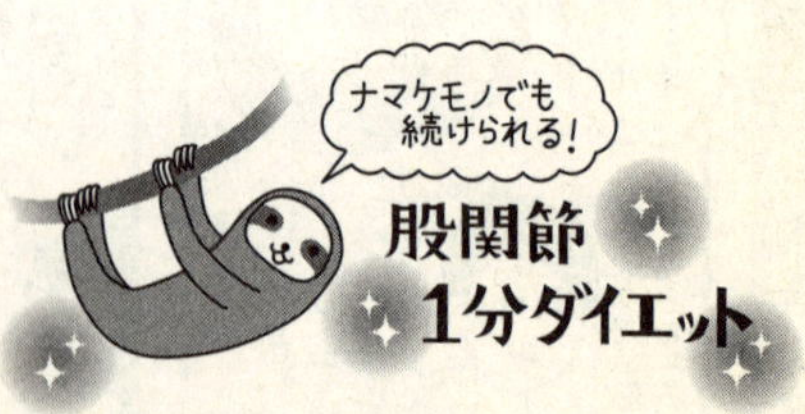
ナマケモノでも続けられる!
股関節1分ダイエット

青春文庫

股《こ》関《かん》節《せつ》1分《ぷん》ダイエット

2008年11月20日　第1刷
2012年 9 月25日　第16刷

著　者　南《みなみ》 雅《まさ》子《こ》

発行者　小澤源太郎

責任編集　株式会社プライム涌光

発行所　株式会社青春出版社

〒162-0056　東京都新宿区若松町 12-1
電話 03-3203-2850（編集部）
03-3207-1916（営業部）
振替番号　00190-7-98602

印刷／共同印刷
製本／フォーネット社
ISBN 978-4-413-09418-4